医療秘書講座 3

監修：日本医師会

医療にかかわる用語
コミュニケーション論

メヂカルフレンド社

□監　修

日本医師会

医療にかかわる用語
◎執筆

佐　藤　　　弥　　前山梨大学大学院医学工学綜合研究部教授

コミュニケーション論
◎執筆

松　井　奈　美　　前植草学園短期大学福祉学科教授

監修のことば

　今日のわが国の医療は，情報の問題を抜きにして語れない時代になっている．そのなかでとりわけ医療者と患者との人間関係をつなぐ医療情報は，特に重要なものであることは言うまでもない．すなわち医師に限らず医療者は，患者の生活の背景や心身の症状などを的確に把握して，包括的な医療を進めることになるからである．このような意味から医療秘書という職種は，その医療情報を的確に伝える役割を有しており，今後ますます重要な位置を占めることになるだろう．

　『最新医療秘書講座』は，1980（昭和55）年，日本医師会長であった武見太郎先生が，わが国の医療の将来を構想するなかで，医療情報の要を占める職種として医療秘書の重要性に着目し，その教育のために編纂されたものである．武見先生はその序文のなかで，「医療秘書は疾病に対する理解，患者の健康に対する理解やその家族環境，および地域環境など，あらゆる面から患者の必要とする情報をとらえなければならない．そのためには，かなり広い社会的な教養をもつものでなければならないし，同時に医学的な教養についても，医科大学とは違った形での医療の構造的把握が必要になってくる」としている．このことは現在も変わらない事柄であろう．

　一方，医療は次々と新しい課題に直面しつつ変革を遂げている．このような状況のなかで，本講座も編者や著者には部分的な手直しをお願いしてきた．今般，前回の改訂から10年が経過し，この間日本医師会も，医師の職業倫理指針や日本医師会綱領の策定，公益社団法人への移行，医療制度改革の対応，東日本大震災への支援活動といった課題に真摯に取り組んできた．これらの経緯に加え，医療秘書の教育に真剣に取り組んでいる全国医師会医療秘書学院連絡協議会からの要望にも応える形で，担当役員である藤川謙二常任理事のもと，時代の趨勢に合わせるべく全面的に本講座の見直しを実施し，カリキュラムの改定と併せて，今般新たに『医療秘書講座』として刊行することとした．この講座が医療秘書の資質向上にとどまらず，わが国の医療の質の向上に資することを信じてやまない．

　最後に改訂にあたってご協力をたまわった著者各位，日本医師会医療秘書認定試験委員会委員各位，日本医師会認定医療秘書のあり方に関する検討委員会（プロジェクト）委員各位、そしてメヂカルフレンド社のご配慮に感謝し，監修のことばとする．

2014年3月

日本医師会長　横　倉　義　武

目次 contents

医療にかかわる用語
佐藤 弥

第1章 診察に使われる基本用語 ... 2

- **I 診察過程と診療録の用語** ... 2
  - Ⓐ 診療過程の用語 ... 3
  - Ⓑ 診療録の用語 ... 10
- **II 診療内容を表す用語** ... 14
  - Ⓐ 全身の症状・診察を表す用語 ... 14
  - Ⓑ 身体各部の症状・診察の用語 ... 29
    1. 頭頸部の症状・診察の用語 ... 30
    2. 胸腹部の症状・診察の用語 ... 39
    3. 神経の症状・診察の用語 ... 47
    4. 周産期の症状・診察の用語 ... 51
    5. 皮膚の症状・診察の用語 ... 60
    6. 精神の症状・診察の用語 ... 65

第2章 公衆衛生・保健・福祉・介護に使われる基本用語 ... 72

- Ⓐ 医療保険制度の用語 ... 72
  1. 日本の診療報酬制度 ... 73
- Ⓑ 介護と介護保険制度の用語 ... 85
  1. 加齢と介護の関係 ... 85
- Ⓒ 医療職関連と医療機関関連法律の用語 ... 89
  1. 医療職関連 ... 89
  2. 医療関連 ... 93
- Ⓓ 年金・社会福祉の用語 ... 94
- Ⓔ 公衆衛生の用語 ... 96

付章 身体の表現に使われる基本用語 ... 102

- **I 身体の部位を表す用語** ... 102
  - Ⓐ 体 幹 ... 102
    1. 頭 部 ... 102
    2. 頸 部 ... 104
    3. 胸 部 ... 104
    4. 腹 部 ... 105
  - Ⓑ 四 肢 ... 106
    1. 上 肢 ... 106
    2. 下 肢 ... 106
- **II 身体の方向・断面と動作を表す用語** ... 106
  - Ⓐ 身体の方向・断面を示す用語 ... 106
    1. 身体の方向を示す用語 ... 106
    2. 身体の断面を示す用語 ... 107
  - Ⓑ 身体の動作を示す用語 ... 108
- **III 解剖・生理の用語** ... 110
  - Ⓐ 解剖の用語 ... 110
    1. 細 胞 ... 110
    2. 組 織 ... 110
    3. 器 官 ... 111
  - Ⓑ 生理の用語 ... 112

付録 医療にかかわる用語一覧 ... 114

目次

コミュニケーション論　　松井奈美

第1章　コミュニケーションの重要性　　122

I 人間関係を豊かにするコミュニケーションとは　122
- A コミュニケーション能力とは　122
- B 医療機関が期待する職員のコミュニケーション能力とは　123
  1. 窓口業務を行う職員の役割とコミュニケーションのあり方　123
  2. 職員のコミュニケーション能力向上が医療機関に与える影響　124

第2章　コミュニケーションの基本　　127

I コミュニケーションの基礎知識　127
- A 言語コミュニケーションとは　127
- B 非言語コミュニケーションとは　128
- C 自己覚知とは　129
- D 傾聴とは　131
- E コミュニケーションプロセスとは　133

II より良い人間関係の構築に役立つ知識　134
- A コミュニケーションを阻害するもの　134
- B 良好なコミュニケーションの実践に必要な力　135
  1. コミュニケーションの実践に必要な技能　135
  2. 信頼関係の構築に役立つ自己開示　135
  3. 良好な人間関係の構築・維持を支える共感力　139
  4. 良好な人間関係の構築・維持を支える対話力　142

第3章　コミュニケーションが人間関係に与える影響　　145

I 基本的コミュニケーション技術の活用と人間関係　145
- A 良好な関係づくりを支える言語コミュニケーションとは　145
- B 良好な関係づくりを支える非言語コミュニケーションとは　146
- C 良好な人間関係を支える自己覚知とは　147
- D 良好な人間関係を支える傾聴とは　148

II コミュニケーションに対する意識が人間関係に及ぼす影響　150
- A 尊厳の意識が人間関係に及ぼす影響　150
- B 人権意識が人間関係に及ぼす影響　151

III 関係づくりを意識したコミュニケーションのあり方　152
- A 言語コミュニケーションと非言語コミュニケーションの統合　152
- B 価値観の理解と関係づくり　153
- C 価値観を重視したコミュニケーション　154

第4章　コミュニケーションの実際　　157

I 医療機関の人間関係を良好にさせるコミュニケーション　157
- A コミュニケーションの心構え　157
- B より良い職場づくりにつながるコミュニケーション　158

- Ⓒ 良好な職場づくりに役立つコミュニケーション技術 …………………………… 159
- Ⅱ 職場における効果的・効率的なコミュニケーション ………………………… 161
  - Ⓐ 同僚間のコミュニケーション ……… 161
  - Ⓑ 職務中のコミュニケーション ……… 162
    - 1 通常業務 ………………………… 162
    - 2 緊急時 …………………………… 162
    - 3 注意点 …………………………… 162
  - Ⓒ 医療機関の各種専門職とのコミュニケーション ……………………………… 164
  - Ⓓ 患者・家族とのコミュニケーション … 165
    - 1 高齢の患者とのコミュニケーション ………………………………… 165
    - 2 障害のある患者とのコミュニケーション ………………………………… 171
    - 3 家族とのコミュニケーション …… 178
- Ⅲ チームアプローチを円滑にするコミュニケーションのあり方 ………………… 180
  - Ⓐ チームアプローチの必要性 ………… 180
  - Ⓑ 医療機関におけるチームリーダーのコミュニケーション ………………… 181
  - Ⓒ チーム力を高めるコミュニケーションのあり方 ……………………………… 182

第5章 変容を促すコミュニケーション　184

- Ⅰ 自己変容を促す内的コミュニケーション 184
  - Ⓐ 内的コミュニケーションの必要性 … 184
  - Ⓑ 内的コミュニケーションの方法 …… 185
- Ⅱ 傾聴による変容 ……………………… 185
  - Ⓐ 傾聴の目的 …………………………… 185
  - Ⓑ 傾聴の実践における留意点 ………… 186
  - Ⓒ 変容を促す傾聴のあり方 …………… 186
- Ⅲ 自己覚知による変容 ………………… 187
  - Ⓐ 自己覚知の効果 ……………………… 187

第6章 良好なコミュニケーションが人間関係に及ぼす効果　189

- Ⅰ 医療機関の良好なコミュニケーションが患者・家族に及ぼす効果 ………… 189
- Ⅱ 良好なコミュニケーションが職員や医療機関に及ぼす効果 ………………… 190
- Ⅲ コミュニケーション能力の向上を目指した日常生活のあり方 ……………… 191
- Ⅳ 人間関係を良好にするために ……… 192

● 索　引 …………………………………………… 195

医療にかかわる用語

第1章 診察に使われる基本用語

I 診察過程と診療録の用語

　診察とは，病院・診療所などの医療機関で，患者の状態を判断するために，詳細な病歴を聴取（問診）し，身体を調べて（身体の診察），理学的所見（身体所見）を得ることである．必要に応じて簡単な検査などを行い，病名の診断や状態を改善する処置などを行う．これらの行為は医療行為として，原則として医師や法律で認められた医療従事者以外は行うことはできない．

　病院・診療所で診察を受けることを受診といい，受診のきっかけとなった状態から判断された疾病（病気，外傷など）を，その医療機関で最初に実施した診察などが初診であり，この疾病の診察や治療を再度行うことが再診である．診察や治療を行うことを診療といい，行った結果は転帰として治癒，死亡，中止などに分類される（図1-1）．

　問診は，患者の氏名と本人であることを確認してから行う．始めに，受診したきっかけとなった最も重要と思う症状など（主訴）とその内容（現病歴）について詳細に傾聴して把握する．医療機関によっては，簡単に状態を聞き（予診），体重，身長，体温，心拍数，血圧などを先に測定しておく場合も多い．関連した情報に不足がないように，症状の特徴についてさらに情報を得る．過去に経験した病気（既往歴），家族構成と家族が罹った主要な病気（家族歴），飲酒や喫煙，海外旅行などの生活状況（生活歴）なども順に聞き取る．問診後，視診，触診，打診，聴診などの理学的診察を行い，理学的所見に異常がないかを確認する．その後，必要に応じて専用の機器などを使用する臨床検査やX線検査，超音波検査などの画像検査を行う．問診，理学的所見，検査結果，画像検査などから，おおよその診断を行い，必要な処置の指示と処方せんを

図1-1 ■診察と診療の流れ

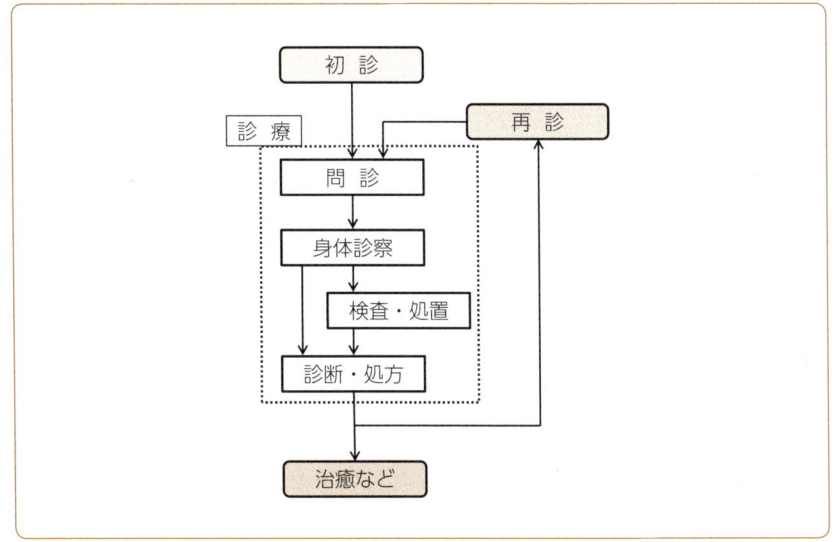

作成し診療は終了する。患者の全身状態が悪い場合には、処置を行いながら、情報を収集することとなる。

　診察、検査、治療などの診療内容はすべて診療録（カルテ）に記載しなければならない。診療録は、行った診療を証明する唯一の「証拠」であり、診療終了後5年間の保存が義務づけられている。保険医療機関での診療録記載項目と様式は、法律で決められている。電子カルテは、診療内容を電子的に記録・保存するシステムのことである。1999（平成11）年の厚生省（現厚生労働省）の通知により、初めて電子カルテが原本として保存可能となり、大規模な病院や診療所を中心に導入が進んでいる。電子カルテは、**真正性**、**見読性**、**保存性**の3つの原則が確保されている必要がある。

　診療にあたっては、患者の意思を尊重することが重要である。したがって診察や治療は、EBM（根拠に基づく医療）や標準的治療方法などに準拠し、実施する内容について十分な説明と理解を得たうえで（インフォームドコンセント）行うことが必要である。また、診療で知りえた患者についての事柄は個人情報であり、「個人情報の保護に関する法律」（いわゆる「個人情報保護法」）に対応した記録の管理と情報漏洩がないようにしなければならない。

A 診療過程の用語

　病院と診療所、病歴、問診、診察方法、診断と転帰、臨床検査と画像

第1章 診察に使われる基本用語

検査の概要に関連する用語について50音順に解説する。

【用語の解説】

▶ **医療行為・医行為（いりょうこうい・いこうい）[medical activity]**
　医学的な技術や判断がなければ身体に危害を及ぼす危険性のある行為で，医師または医師の指示により看護師などの医療従事者のみが行うことを許可された治療や処置のこと。自動血圧計での血圧測定などの一部の行為は，現在では医療行為（医行為）とはみなさない。

▶ **(医療) 処置（(いりょう) しょち）[medical procedure]**
　患者の病気やけがに対して，適切な診断や薬剤投与，消毒などの治療行為を行うこと。

▶ **MRI（エムアールアイ）[magnetic resonance imaging]**
　強力な磁石で身体の水素原子から発生させた電波を検出することで，組織の違いを区別し，CT同様に身体の断面図を得る検査方法。放射線を使用しないため身体への影響がないことが特徴であるが，画像を得ることに比較的長い時間が必要である。

▶ **画像検査（がぞうけんさ）[imaging study]**
　X線検査や超音波検査は，比較的容易に身体の内部を画像として検査できる。他にCT，MRI，MRA，PETなども画像検査であるが，大型機器の設置場所が必要でかつ高価である。

▶ **家族歴（かぞくれき）[family history]**
　患者の家族や近親者の病気や死亡原因などの記録で，簡便な家系図に病名などを記入することもある。遺伝性疾患が疑われる場合や，身体の問題を想定する際に有用なこともある。

▶ **既往歴（きおうれき）[anamnesis, case history]**
　これまで罹った病気やアレルギーの有無などのこと。出生時から現在までに罹った病気の種類（診断名）と時期，アレルギーの原因などを確認する。ドイツ語の「anamnese」から，便宜的にアナムネーゼやアナムネともいうことがある。

▶ **現病歴（げんびょうれき）[present illness]**
　患者の症状（主訴と関連する症状）が，いつから，どのように始まり（どのようなときに起こり），どのような状況で推移してきたのかなどを中心に，他の医療機関で診療を受けたことがあるか，現在はどのような状況でどう考えて（思って）いるのか，などをまとめたもの（表1-1）。

▶ **視診（ししん）[inspection]**
　身体の形態，機能や動作を観察し，異常を判断する診察方法。部位に

表1-1 症状に関する7項目

1．いつ（開始時間・時期，持続時間，頻度，経過）
2．どこが（身体の部位）
3．どのように
4．どの程度
5．どんな状況で
6．影響すること（ひどくなる，改善する）
7．随伴症状（同時に起こる症状など）

よっては，内視鏡などを用いて観察するのも視診の一つであるといえる。

▶**疾病**（しっぺい）[disease, illness]

病気，疾患のこと。身体的・精神的な異常で，通常は症状や形態的変化などを示す。

▶**CT**（シーティー）[computed tomography]

身体の周囲から複数のX線を透過させ，X線の吸収率の違いをコンピュータで計算することにより，目的とする身体断面の画像を得る装置またはそれを使った検査。

▶**集中治療室**（しゅうちゅうちりょうしつ）[intensive care unit：ICU]

病院内の施設の一つで，呼吸，循環，代謝などに重篤で急性の機能不全が認められる患者を24時間体制で管理し，集中的な治療を行うことを目的とする施設。専門的な集中治療施設を**表1-2**に示す。

▶**受診**（じゅしん）[medical examination, consultation]

診療を受けること。

▶**主訴**（しゅそ）[chief complaint]

患者が受診の際に訴える症状や苦痛などのうち，最も強く訴える，または主要な事項。

▶**触診**（しょくしん）[palpation, manipulation]

手指や手のひらで身体に触れることで身体各部の形態や機能，表面の性状や体温，むくみ，押したときの痛み（圧痛）などを判断する診察方法。

▶**助産所**（じょさんじょ）[midwifery center]

「医療法」で定められた助産師が，公衆または特定多数人のためその業務（病院または診療所において行うものを除く）を行う場所。助産所は，妊婦，産婦，または褥婦10人以上の入所施設を有することはできない。

▶**初診，再診**（しょしん，さいしん）[first medical examination (first

表 1-2 ■専門的な集中治療室

略　称	名　称	対象患者
ICU	intensive care unit	重症患者全般
CCU	coronary care unit	心臓血管系の重症患者
SCU	stroke care unit	脳卒中患者
SICU	surgical intensive care unit	全身麻酔後の手術患者
NCU	neurosurgical care unit	脳神経疾患や頭部外傷で脳外科手術後の患者
NICU	neonatal intensive care unit	低出生体重児などの重症新生児
GCU	growing care unit	NICUで状態が安定した新生児
KICU	kidney intensive care unit	腎疾患患者
PICU	psychiatry intensive care unit	精神病救急患者
PICU	pediatric intensive care unit	小児の重症患者
RCU	respiratory care unit	重篤な呼吸器疾患の患者
MFICU	maternal fetal intensive care unit	合併症妊婦やハイリスク妊娠，切迫流産の可能性が高い妊婦
HCU	high care unit	ICU患者で少し改善した患者

visit），re-examination（revisit）］

　初めて診察を受ける症状や類推される病気で医療機関を受診することが初診であり，継続して診療が必要で受診する場合が再診となる。ただし，初診の病気などで，治癒と判断された後に受診した場合は初診となる。つまり，同一医療機関でも治癒などで診療が終了または中止した場合に，再び同一の症状や病気で受診する場合は初診となる。異なる症状や病気で受診した場合には初診となる。ただし，医師により1年後の受診を指示されて受診した場合は再診となる。

▶処方せん（しょほう―）［prescription］
　患者の治療に必要な薬剤の名称，分量，用法などを記載したもの。医師は，患者の治療に必要な場合には処方せんを交付する義務があるが，患者の診察をしないで処方せんを交付してはいけない。保険医療機関では様式が定められている。

▶神経学的診察（しんけいがくてきしんさつ）［neurological examination］
　意識状態，言語，脳神経，運動系，感覚系，反射，協調運動，髄膜刺激徴候，起立歩行などに関する所見を，安静状態などの条件下で，身体を動かす，ハンマーなどで刺激を加えてその反応状況をみる，質問などで患者の意識状態・意識レベルを判断するなど，様々な事柄について規

則的な手法で診察結果をとる。
▶ **診断**（しんだん）[diagnosis]
　患者の訴えや生活環境，問診などの診察から得られた情報，採取した血液や尿の分析結果，X線検査などの画像検査の結果などを総合して，患者の状況を表す適切な病名を判断すること。診断される病名は複数になることもある。
▶ **診療所**（しんりょうじょ）[clinic]
　「医療法」で決められた，入院施設がないか入院ベッド数が19床以下の医療機関。
▶ **生活歴**（せいかつれき）[life history]
　診療の際に使用される生活歴は，病気に影響を及ぼす可能性の高い生活習慣で，喫煙量（期間），飲酒量に加え，受診前の海外旅行先などの情報である。
▶ **打診**（だしん）[percussion]
　指やハンマーで身体の表面を直接または間接的にたたいて振動を起こし，その音を聞き取ることによって身体の状態を判断する診察方法。胸や腹をたたき，その生じる音から，肺の病巣の広がり，心臓の大きさ，肺と肝臓の境界，腸内のガスの貯留などを知ることができる。
▶ **超音波検査**（ちょうおんぱけんさ）[ultrasound examination]
　エコー検査ともよばれ，身体の表面などから超音波を当て，内部にある臓器や組織からの反射波を画像としてモニターに映し出す画像検査の一つ。X線を使用しないので被曝（ひばく）がないため，妊婦や小児にも有害な影響はない。動いている部位もリアルタイムに見ることができ，血流などの方向も計測することが可能である。
▶ **聴診**（ちょうしん）[auscultation]
　聴診器などを用いて身体から発生する音を聞き，構造や臓器の異常・障害を判断する診察方法。心臓の音（心音），呼吸する音（呼吸音），腸の動く音（グル音）などを聞き取る。
▶ **直腸診**（ちょくちょうしん）[rectal examination, digital rectal examination]
　肛門（こうもん）から指を入れ，肛門周囲，直腸，前立腺，子宮などを，直腸壁を隔てて触診を行う診察方法。直腸指診ともいう。
▶ **転帰**（てんき）[outcome]
　診療した結果の状態を表すもの。「医療法」では，治癒（ちゆ），死亡，中止（治癒，死亡以外のこと）が示されているが，一般的には，軽快（けいかい），不変，転院なども用いられる。

▶**内診**（ないしん）[pelvic examination]

　産婦人科で，女性の腟から指または器具を入れ，腟や子宮口の状態の確認など，子宮や卵巣などを圧迫して診察する（双合診）方法。また，分娩時には，子宮口の開き具合や胎児の下がり具合を指で確認する方法でもある。腟部および子宮頸部の観察にはコルポスコープを，子宮内部の観察にはヒステロスコープを用いて，直接観察する。

▶**病院**（びょういん）[hospital]

　入院して人に医療を提供する施設であり，「医療法」によって入院ベッド数が20床以上あるものと定義されている。また，医療法第7条により，病院の開設は開設届を都道府県知事に提出して許可を得る必要がある。医療法で規定されているのは，病院，診療所，助産所であり，特殊な名称として「特定機能病院」「地域医療支援病院」がある。その他の病院は，他の法律などで規定されたものである（**表1-3**）。

▶**病床**（びょうしょう）[sickbed]

　病院や診療所などに設けられた，入院患者用のベッドのこと。「医療法」

表1-3 ■病院のいろいろ

病院の種類	規定と現在の状況
病院	医療法で20人以上の患者を入院させるための施設を有するもの
特定機能病院	医療法で1993年（平成5年）4月施行の医療法の第2次改正によって制度化された医療機関の機能別区分のうちの一つ
地域医療支援病院	医療法で1997年（平成9年）4月の医療法の第3次改正で制度化された医療機関の機能別区分のうちの一つ
総合病院	1996年の医療法の改正により廃止
救急指定病院（救急病院）	救急病院等を定める省令（救急告示病院）で定められた病院
公的医療機関	医療法で，都道府県，市町村その他厚生労働大臣の定める者（例：日本赤十字社や済生会など）の開設する病院または診療所を公的医療機関と定めている
大学病院	学校教育法で規定された医学または歯学の教育を行うことに付随して設けられた病院および分院
特定承認保険医療機関	厚生労働大臣が承認した，高度先進医療を提供する医療機関だったが，2006年（平成18年）10月1日の健康保険法の一部改正で，高度先進医療の制度が再編されて，先進医療という制度になり，特定承認保険医療機関の制度も，2006年（平成18年）9月30日で廃止
認知症疾患医療センター	都道府県および指定都市により認知症専門医療の提供と介護サービス事業者との連携を担う中核機関として指定を受けた医療機関
精神科病院	2006年の精神保健福祉法の改正前までは「精神病院」とよばれていたもので，5つの病床（精神病床，一般病床，感染症病床，結核病床，療養病床）のうち，精神病床が80%以上を占めるもの

表1-4 医療法における病床区分

病床	入院患者
精神病床	病院の病床のうち，精神疾患を有する者を入院させるためのもの
感染症病床	病院の病床のうち，「感染症法」6条2項に規定する一類感染症，同条3項に規定する二類感染症（結核を除く）および同条8項に規定する新感染症の患者を入院させるためのもの
結核病床	病院の病床のうち，結核患者を入院させるためのもの
療養病床	病院・診療所の病床のうち，上記以外の病床であって，主として長期にわたり療養を必要とする患者を入院させるためのもの
一般病床	病院・診療所の病床のうち，前各号に掲げる病床以外のもの

で病床の区別をしている（表1-4）。

▶病棟（びょうとう）[hospital ward]
　病院で，病室の並んだ一連の建物部分を示す。

▶病歴（びょうれき）[history of the patient]
　患者のこれまでの健康状態や経験した（している）病気と治療内容，家族の健康状況などの情報に加え，現在の問題となる症状について，いつから，どのように経過しているかなどの記録。

▶PET（ペット）[positron emission tomography]
　放射線を発生する物質をつけたブドウ糖などを体内に投与し，身体から透過してくる放射線の分布を画像として得る検査方法。がんの病巣や転移の有無などを検出することに有用である。

▶問診（もんしん）[interview]
　患者本人や患者の周囲の人から患者の問題としている症状を聞き，症状の始まりやこれまでの症状の変化を中心に聞き取ること。現在の症状に加え，これまでに経験した病気や症状に影響を与える生活状況なども確認する。

▶予後（よご）[prognosis]
　病気や手術の後に，どのような状態になるかを予測したもの。

▶予診（よしん）[preliminary examination]
　医師の診察前に，他の者があらかじめ患者の主な症状やこれまでの病気の状況を聞いておくこと。看護師などが行う場合には，血圧や心拍数，体温，体重，身長などを測定しておくことも多い。

▶理学的所見（りがくてきしょけん）[physical findings]
　医師が行う，視診，触診，打診，聴診などで得られる身体の状態のこと。身体所見ともいう。診療のためには，正常でないことだけでなく，

正常であることも重要な情報である。

▶**理学的診察**（りがくてきしんさつ）[physical examination]

医師が自らの五感を用いて身体異常を調べることで，身体診察ともいう。得られた結果を理学的所見（身体所見）という。基本は視診，触診，打診，聴診であるが，必要に応じて直腸診，内診，神経学的検査なども実施される。

▶**臨床検査**（りんしょうけんさ）[clinical examination]

病気の診断や治療方針，治療経過などを判断するために行われる検査。血液や尿などの成分を分析する生化学的検査，喀痰や尿，脊髄液などの細菌の有無を調べる培養検査などは，身体から得られた組織や血液を検査する検体検査である。心電図，脳波，内視鏡などの機器を使用する検査は生理学的検査という。

▶**レントゲン検査**（―けんさ）[X-ray photograph：X-P]

臓器によってX線（エックスせん）の透過する割合（吸収率）が異なるため，フィルムなどの濃淡として観察できることを利用して，目的とする部位を画像的に調べる検査。正常な状態と比較することで，身体の異常を検出する。X線検査ともよばれる画像検査の一つ。近年は，フィルムでなくX線センサーで透過したX線量を測定し，モニター（ディスプレイ）で参照することが多くなり，フィルムを使用しない方法が主流になりつつある。

B 診療録の用語

診療録，電子カルテ，インフォームドコンセント，「個人情報の保護に関する法律」に関連した用語を示す。

【用語の解説】

▶**インフォームドコンセント**[informed consent：IC]

提供する医療行為に対して，医師が患者に実施内容とその必要性や有効性などの利点と，想定される副作用や後遺症などの問題点，必要経費などを説明し，患者の納得と承諾を得ること。

▶**SOAP**（エスオーエイピー，ソープ）

経過記録を記載する際に，「問題点ごと」に，S（subjective：主観的）として，患者の訴える症状や過去の出来事など，O（objective：客観的）として，医師などの医療提供者の診察した結果や検査結果，現在の出来事など，A（assessment：評価）として，診断・治療についての判断や対応策など，P（plan：計画）の順に記載するもので，今後の診断・治

療についての計画や方針などを分けて記載する方法の一つ。

▶**見読性**（けんどくせい）[human readability（visual readability）]

　情報を必要に応じて肉眼で容易に見ることができること，および内容をすぐに書面として表示できることをいう。

▶**個人情報の保護に関する法律**（こじんじょうほう—ほご—かん—ほうりつ）[The Personal Information Protection Law]

　電子カルテが厚生労働省に承認された際の条件の一つ。個人の情報は本人がコントロールする権利があるとする法律。「個人情報保護法」と略されることが多い。医療を提供するうえで知りえたすべての個人情報が対象となり，患者個人の診療（録）情報の開示，記録内容の削除・修正を求めること，使用を停止することは患者本人の権利である。医療機関などは，この法律に準拠した厚生労働省のガイドラインに準拠した対応が必須である。なお，この権利は患者本人の生存期間中のみのものであり，従来の守秘義務の「死後についても情報を漏洩しないもの」とは異なる。

▶**真正性**（しんせいせい）[authenticity]

　故意や過失による虚偽入力，書き換え，消去ができないこと，および作成の責任所在を明確にすることをいう。

▶**診療記録**（しんりょうきろく）[medical record（chart）]

　診療記録は医師や患者にかかわる医療従事者すべての対応記録と考えることが多い。診療録は医師の記載という意味合いが強いが，近年は厳密な区別をせず，診療録を包含して診療記録ということが多い。医師の診療記録に加えて，看護記録や薬剤師，管理栄養士などの記録も共存しておくことが，患者情報の共有化の視点から推進されている。特に入院では，関係する医療職などの職種が多いため効率的であり，電子カルテの普及により，導入傾向が進んでいる。特に入院の診療記録を中心にPOS（problem oriented system）を用いた統一的な記載方法が推奨されている。

▶**診療録**（しんりょうろく）[medical record（diagnosis and treatment record）]

　医師が患者に対して行った診療内容についての記録で，医療機関においては5年間保存することが「医師法」により定められている。記載内容は，「医師法施行規則」により規定されている（**表1-5**）。日本は国民皆保険制度であり，国民全員が何らかの健康保険制度に組み込まれている。ほとんどの医療機関は保険医療機関であるので，「保険医療機関

表1-5 診療録の記載事項（「医師法施行規則」第23条による）

1. 診療を受けた者の住所，氏名，性別および年齢
2. 病名および主要症状
3. 治療方針（処方および処置）
4. 診察の年月日

及び保険医療養担当規則（略称：療養担当規則）」に従うことになる。療養担当規則（療担）には診療録の様式が定められている（**図1-2**）。保険医療機関は，この様式に準拠した内容が記載できる様式の診療録でなければならない。

▶電子カルテ（でんし—）[electronic medical record]

　診療記録を電子化し，文字による記録だけでなく，図や画像検査の画像，検査結果，紙の紹介状などのすべてをデータとして電子媒体で保存・管理するシステム。医師の指示などのみを電子化して運用するものを電子カルテと称することもあるが，現在ではオーダリングシステムとして，いわゆる電子カルテと区別することが多い。1999（平成11）年の厚生省（現厚生労働省）の局長通知として，「真正性」「見読性」「保存性」の3原則を確保することを条件に，診療記録などを電子媒体に保存することが承認され，「法令に保存義務が規定されている診療録及び診療諸記録の電子媒体による保存に関するガイドライン」が発表された。電子カルテを中心に，薬剤部，検査部，放射線診断システム，医事課の診療報酬システムなど，病院内で発生する情報を一元管理することが可能となった。現在では，多くの大・中規模病院と開業医で導入が進んでいる。患者の診療情報という，重要な個人情報であり，その管理には慎重な対応が求められている。電子カルテの導入は，患者情報の医療従事者間での共有には非常に有効な手段となるが，診察データの入力や検査データなどの参照には多少の慣れが必要となる。電子カルテシステムの提供会社ごとに独自のデータ構造をもつため，異なる電子カルテシステムでのデータ参照は，基本的にできない。データ形式などの標準化が期待されるものである。

▶POS（ピーオーエス）[problem oriented system]

　問題指向型（記録）方法の略語で，Weedらにより提唱された診療記録記載手順のこと。初診患者の診察や治療の際に，基礎データを収集し，基礎データから問題点を抽出して問題点リスト（プロブレムリスト）を作成し，その「問題点ごと」に解決方法（治療計画，診断計画，教育計画）を作成して区分して記載し，「問題点ごと」に毎日～3日ごとに経

I 診察過程と診療録の用語

図1-2 ▨ 診療録の様式第1号（1）の1　受診者の基本情報，傷病名，保険番号などが記載される

過記録（プログレスノート）をSOAP形式で記載する。退院時や問題の解決時に経過のまとめ（要約）を作成する一連の記録方法がPOMR（problem oriented medical record）である。これらの記録が適切に行

われたかどうかを監査（オーデット）して，適切に判断や修正を行うことがPOSである。

▶**保存性**（ほぞんせい）[conservation]
電子カルテが承認された際の条件の一つ。法定保存期間中は復元可能な状態で保存することをいう。

II 診療内容を表す用語

A 全身の症状・診察を表す用語

医療機関を受診した患者には，診療のために病歴（問診）を聴取するとともに，バイタルサインを含む全身状態の把握が行われる。特に，ショック（状態），意識障害，急性腹症などの緊急対応を必要とする状態だけでなく，経過を観察する余裕があるのか，手術の必要性が考えられるのか，流行性の感染症で隔離が必要かなどを判断して適切に対応しなければならない。ショック状態であれば，酸素吸入や輸液などの処置を行い，患者の状態を悪化させないようにすることが優先される。意識障害では，緊急に臨床検査や画像検査を行い原因の検索をしながら，脳への障害を最小限に食い止める対応を行う必要がある。急性腹症では，手術の必要性の有無を考慮しながら対応する必要がある。いずれも，バイタルサインの状況を含む全身状態の迅速で的確な判断が求められる。対応に余裕がある場合には，十分な問診と全身の診察を行う時間があり，診療に必要な臨床検査や画像検査の予定を決め，診断と治療計画の策定を行う。

【症例1】
・患者：54歳，男性。
・主訴：上腹部痛。
・既往歴：特になし。腹部の手術の既往もない。
・現病歴：数か月前から時々上腹部痛があり数分程度で改善していたが，食欲は低下していた。3日前から上腹部痛が増強し，1時間以上軽快せず繰り返すようになった。このため，医療機関を受診した。
受診時，上腹部痛をひどく訴えており，時に苦悶性の表情がみられた。便通は2日前に少量のみであった。食事は3日間ほとんど摂取で

きず，少量の水分のみ摂っていた。輸液を開始し，鎮痛薬を投与し，腹痛はわずかに軽快した。体温は37.0℃で，血圧は正常範囲，脈拍数と呼吸数も正常範囲であり，意識障害はなかった。腹部単純X線写真では，立位で腹部全体にニボー（鏡面像）が認められ，麻痺性イレウスと診断し，絶食として輸液しながらの入院となった。入院時の血液検査では白血球増多やCRPの増加はなかった。入院後も嘔吐はなく，入院3日目には腹痛はほとんどなくなった。腹部立位X線写真でニボーは消失していた。経口から水分摂取可能となり，食事後も腹痛はなくなった。上部消化管検査で，胃に多数の潰瘍の瘢痕が認められた。腹部CT検査では特に異常は認められず，機能性イレウスとの診断で経過観察となり，退院した。

【用語の解説】

　全身状態，脈拍と血圧，呼吸，体温，意識障害，体格，食欲，不随意運動，ショック，蘇生，外傷，骨折，精神症状，痛み，感染症，腫瘍，脳死など全身性の症状に関連する用語について解説する。

▶ **悪液質**（あくえきしつ）[cachexia]

　がんや糖尿病，結核などの慢性疾患において，全身状態が著しく悪化した状態。身体は衰弱し，るい痩となり，皮膚は貧血のため蒼白となり，黄色味を帯びる。

▶ **意識障害**（いしきしょうがい）[disturbance of consciousness]

　意識が明瞭でなくなり，混濁する状態で，刺激に対しての反応により，その程度を判別する。通常，日本ではJCS（Japan Coma Scale）の3－3－9度方式で表現される。

▶ **異食症**（いしょくしょう）[pica]

　身体の栄養にまったく無意味な，土や紙，爪，粘土などを繰り返し食べたくなる，または食べること。

▶ **炎症**（えんしょう）[inflammation]

　身体への何らかの刺激に対する組織の反応（障害を受けた部位の回復反応）で，防衛反応の一つ。発赤，腫脹（はれのこと），熱感，疼痛（痛みのこと）の4大徴候に，機能障害を加えて5大徴候があるとされている。刺激には，細菌やウイルスなどの微生物の感染，熱傷や放射線などの物理的刺激，酸性やアルカリ性物質・薬剤などによる化学的刺激，アレルギー反応などがある。

▶ **悪寒戦慄**（おかんせんりつ）[shaking chill]

発熱の当初に感じるぞくぞくする寒気に加え，筋の不随意なふるえを伴う状態。

▶外傷（がいしょう）[injury]
体外からの衝撃，放射線，熱，寒冷，化学的物質などの要因により，身体の組織が障害を受けた状態。体表面の損傷だけでなく，体内の組織や臓器の損傷も含まれる。皮膚が切れて欠損のある開放性損傷と，身体内部の損傷である非開放性損傷がある。

▶下顎呼吸（かがくこきゅう）[lower jaw breathing]
極限の呼吸困難の状態で，わずかでも呼吸を行うために，呼吸運動の際に下顎を動かし，空気の流入量を改善しようとする。

▶寛解（かんかい）[remission]
症状が一時的に軽くなった状態のこと。がん治癒の場合は，がん細胞が検査では検出されない状態である。このまま治癒することもあるが，場合によっては再発することもあり，治癒とは異なる。

▶関節痛（かんせつつう）[joint pain, arthralgia]
骨と骨の連結部分である関節部分が痛む状態。生じる関節，時期，年齢などにより，関節面の摩耗，関節内の感染症，関節液内の異物（結晶），周囲の筋・腱・神経の障害など様々な原因がある。

▶感染症（かんせんしょう）[infections disease]
微生物が体内に侵入し，増殖または毒素を出すことにより身体に障害が起こった状態。微生物には，ウイルス，細菌（マイコプラズマ，クラミジア，リケッチア，スピロヘータ，通常の細菌），真菌，原虫，寄生虫などがある。

▶がんの治療（―ちりょう）[cancer treatment]
がんの3大療法は，外科療法（手術），放射線療法，化学療法（抗がん剤）である。集学的治療とは，この3つの療法を組み合わせたもの。3大療法以外には，特定のがんにホルモン療法や温熱療法などが行われている。免疫療法などの新たな治療法も期待されている。臓器ごとに，それぞれの状態に合わせて最も適切と考えられる治療方法が選択される。通常，効果は治療後の5年生存率で判断されることが多い。
①外科療法：腫瘍部位を切り取る方法で，内視鏡手術，腹腔鏡手術，ロボット手術などがある。新たな方法が日々開発されている。
②放射線療法：高いエネルギーの放射線をがんの部位に照射してがんの増殖を抑制あるいは死滅させる方法で，リニアックが多くの施設で使用されている。ガンマーナイフ，サイバーナイフ，定位放射線療法な

どは，より精度が高い．陽子線療法や重粒子線治療は，放射線が一般的に使用されているものよりもがん組織のみに集中しやすいため効果が高いが，照射装置が大がかりである．
③化学療法（抗がん剤）：全身に抗がん剤を投与することが基本で，白血病，悪性リンパ腫（しゅ），転移性がんのほか，がん一般に行われる．通常は複数の抗がん剤を組み合わせることが多く，脱毛，食欲低下，嘔吐（おうと），腎障害，骨髄（こつずい）抑制などの副作用が起こりやすい．腫瘍（しゅよう）部位への血液が流入する血管を遮断（閉塞（へいそく））するカテーテル療法時に，抗がん剤を併用することも行われている．抗がん剤は，がん細胞のみに作用する分子標的薬などの開発などが世界中で活発に行われている．

　その他，特殊な治療として骨髄移植がある．骨髄移植は，強力な抗がん剤や放射線照射により，全身の造血する能力をもつ骨髄細胞を破壊した後に，正常の造血幹細胞を輸血する方法である．

▶緩和ケア（かんわ—）[palliative care of cancer]
　がんに伴う身体と心の痛みを和らげ，自分らしく生活できるように，身体的・精神的・社会的などの全身にかかわる痛みや悩みなどに対応するもので，患者とその家族を中心にこれまでの生活に近い状態を維持できるように支援すること．がんの末期での痛みなどに対応するものと考えられた時期もあったが，現在では，がんの診断直後から，身体と心の状態に対応することが一般的である．

▶期外収縮（きがいしゅうしゅく）[extrasystole, premature beat]
　不整脈の一つで，洞結節から発生する正規の電気刺激の伝導以外に，心臓の他の場所から起こった異常な刺激の発生であり，異常な収縮をきたすことになる．発火するタイミングにより，次の正常な電気信号に反応する場合としない場合がある．

▶起座位（きざい）[sitting position]
　ベッド上で上半身を90度程度に起こした状態．心肺疾患で，呼吸困難を軽減するために行われる．肺のうっ血の減少により，肺活量が増加し呼吸困難を軽減する．

▶起座呼吸（きざこきゅう）[orthopnea]
　臥（が）位では呼吸が苦しいため，上半身を起こして呼吸する状態．左心（さしん）不全などで肺のうっ血をきたしている場合にみられる．

▶脚ブロック（きゃく—）[bundle branch block]
　心臓の刺激伝導系のうち，心室に脚として左右に分かれて入る伝導路の変性（炎症など）や機能低下，細胞群の死滅により起こる．

▶ **クスマウル大呼吸**（―だいこきゅう）[Kussmaul's respiration]
　深く大きな呼吸が規則的に連続して続く状態。呼気時に努力性となるのが特徴で，重症の糖尿病（糖尿病性ケトアシドーシス）や尿毒症などでみられる。

▶ **血圧**（けつあつ）[blood pressure]
　心臓は，収縮と拡張を繰り返すことにより，身体に血液を送り出す「ポンプ」の役割をする臓器である。心臓（心室）が収縮しているときの圧を収縮期血圧，心臓（心室）が拡張して血液を心室内に貯留するときの圧を拡張期血圧といい，それぞれ最高血圧，最低血圧ともいう。一般的に「上がいくつ」「下がいくつ」というときは，「上」が収縮期血圧，「下」が拡張期血圧である。

▶ **解熱**（げねつ）[removal of fever]
　異常な状態で高くなった体温を下げること，あるいは平熱になった状態。

▶ **幻覚**（げんかく）[hallucination]
　外部の変化がないにもかかわらず，声が聞こえたり，物が見えたり，さわられたなどという，現実にはない事象の知覚である。幻聴，幻視，幻触などがある。

▶ **言語障害**（げんごしょうがい）[speech disturbance]
　言葉によるコミュニケーション障害。聞こえない障害（聴覚障害），発音の障害（構音障害），言語中枢の障害（失語症）などがある。通常，構音障害と失語症が言語障害といわれる。

▶ **後弓反張**（こうきゅうはんちょう）[opisthotonus]
　後頸部の筋，背筋，上下肢筋の筋緊張が亢進または痙攣し，頸部を強く背屈させて，全身が後方弓形に反り返る状態。髄膜炎や破傷風などでみられる。

▶ **高血圧**（こうけつあつ）[hypertension]
　一般に収縮期血圧（最高血圧）が140mmHg以上あるいは拡張期血圧（最低血圧）が90mmHg以上の状態を高血圧という。しかし，高血圧の重症度別基準は，収縮期血圧と拡張期血圧を合わせて判断される。

▶ **呼吸**（こきゅう）[respiration]
　胸式呼吸（胸郭の運動による呼吸）と腹式呼吸（横隔膜の運動による呼吸）があり，両者が協調して効率的に空気を肺に取り込み，肺胞で酸素と二酸化炭素の交換を行うこと。

▶ **呼吸促迫**（こきゅうそくはく）[tachypnea]

呼吸数が異常に増加した状態。激しい運動，発熱，酸素欠乏，激しい精神的興奮（ヒステリー）などの状態で起こる。

▶呼吸停止（こきゅうていし）[respiratory arrest]

呼吸をしていない状態。呼吸が停止していても，心臓が動いている状態もある。

▶骨髄抑制（こつずいよくせい）[myelosuppression]

血液は，骨の中心にある骨髄でつくられる。血液中の血球成分である赤血球，白血球，血小板は，造血幹細胞（かんさいぼう）からつくられるが，抗がん剤治療やその他の原因で骨髄機能が低下した状態を骨髄抑制という。骨髄抑制により，主として赤血球減少による貧血，白血球減少による易（い）感染性（感染を起こしやすく，増悪（ぞうあく）しやすい状態），出血傾向（刺激がなくても起こる皮下出血，消化管出血など）が生じやすくなる。

▶骨折（こっせつ）[fracture]

骨の一部の連続性が断たれた状態。多くは，強い外力により起こる。骨折が皮膚を損傷して外部から見える状態を開放性骨折といい，皮膚を損傷しない非開放性骨折に比べ感染を起こしやすい。スポーツ選手などで一部の骨に少ない外力が繰り返しかかり，骨折を起こす場合を疲労骨折という。高齢化や腫瘍（しゅよう）などの骨転移により骨が弱くなる状態となり，比較的弱い外力や圧迫で起こる骨折が病的骨折である。

▶サイトカイン[cytokine]

細胞が産生する様々なたんぱくで，対応する細胞に働き，細胞の増殖・分化・機能発現を調節するもの。インターロイキン，インターフェロン，エリスロポエチン，腫瘍壊死因子など多くの物質がある。

▶JCS（ジェーシーエス）[Japan Coma Scale]

主として日本で使用されている意識障害の程度（深度，意識レベル）の分類で，大きく3段階に分かれて，3階級あることから3-3-9度方式ともいう。刺激しても覚醒（かくせい）しない場合は3桁となり，そのなかでも痛み刺激で払いのけるなどの動作をした場合は，「意識レベル100」と表現される。

▶ジストニア[dystonia]

筋緊張を調節する大脳基底核の機能障害によって起こる，全身性または局所性の筋肉の不随意な収縮で，身体のねじれ，硬直，痙攣（けいれん）などを生じる状態。原因不明の場合と脳血管障害などの後遺症として発症する場合などがある。不随意運動には，文字を書こうとすると手や腕の筋肉が異常に収縮する，まぶたを閉じる筋肉（眼輪筋）の不随意収縮により自

由に眼瞼（まぶた）が開けられなくなる，頸部の筋肉が異常に収縮して頭が傾いたままとなる斜頸，喉頭や声帯の筋肉の異常収縮による発声障害など，様々な部位で障害をきたす。

▶ **自閉症**（じへいしょう）[autism]
先天性の脳機能障害が原因の広汎性発達障害の一つ。他者とのコミュニケーションが極度に困難である。

▶ **腫瘍**（しゅよう）[tumor]
身体の一部の組織や細胞が，成長や分裂の制御がなくなる変異を起こし，異常に増殖した状態。腫瘍は新生物ともいわれ，変異する細胞の母体が上皮組織と非上皮組織により区別される。また，異常増殖した変異細胞が膜に包まれて転移を起こさないものを良性腫瘍といい，浸潤して正常細胞や組織と境界が明らかでなく別の臓器などに転移を起こすものを悪性腫瘍（がん）という（表1-6①②）。悪性上皮性腫瘍を癌，悪性非上皮性腫瘍を肉腫といい，いずれも腫瘤を形成することが多い。白血病などは腫瘤を形成せず，悪性非上皮性腫瘍に分類される。がんは現在，日本人の死亡原因の第1位である

▶ **腫瘍マーカー**（しゅよう―）[tumor marker]
特定の悪性腫瘍細胞から特に発生する物質の総称。悪性腫瘍の早期発見や経過中の状況，予後の推定，再発の推定などに使用される。偽陽性や偽陰性がありうるので，この物質のみで状態を判断することはできない。

▶ **食欲亢進**（しょくよくこうしん）[hyperphagia]
食べ物を食べたいという意欲が異常に亢進すること。精神疾患や認知

表1-6①■腫瘍の分類（良性腫瘍と悪性腫瘍）

	良性腫瘍	悪性腫瘍
腫瘍の境界	明瞭（被膜あり）	不明瞭（浸潤する）
発育速度	緩徐	急速
転移	ない	あり
再発	少ない	多い
全身への影響	少ない	著しい

表1-6②■腫瘍の分類（上皮性腫瘍と非上皮性腫瘍）

上皮性腫瘍	非上皮性腫瘍
良性上皮性腫瘍	良性非上皮性腫瘍
悪性上皮性腫瘍（癌）	悪性非上皮性腫瘍（肉腫）

症などでみられる。

▶食欲不振（しょくよくふしん）[anorexia]
　食べ物を食べたいと思わない状態。脳の食欲中枢の障害や機能異常，発熱・疲労・ストレスなどで身体の負荷が大きい場合や，胃などの消化管の疾患などで起こる。

▶除細動（じょさいどう）[defibrillation]
　心臓の不整脈（心室頻拍（VT）や心室細動（VF）などの重篤なもの）に対しての行う治療の一つ。電気的除細動は，一般にもAED（自動体外式除細動器）で知られるように，心臓に強い電流を流して，正常なリズムに戻すことで，そのための機器は除細動器とよばれる。

▶ショック [shock]
　急激な大量出血，敗血症，心筋梗塞，アナフィラキシー，大きな精神的ダメージなどで起こる全身性の急性循環障害。末梢組織の血流低下により細胞が低酸素状態となり，脳・心臓・肺・肝臓・腎臓などの重要臓器の機能低下が急激に進み，顔面蒼白，冷汗，頻脈，血圧低下，呼吸窮迫，意識障害などの症状が急速に発生し進行する。原因が改善しないと，多くの臓器の機能が低下し，死に至る。末梢での酸素不足が急速なため代謝性アシドーシスとなる。

▶徐脈（じょみゃく）[bradycardia]
　心臓の拍動数が，成人で1分間に50回以下の状態。心臓の異常で血液が脳に十分に送れない場合には，めまいや失神などが起こることがある。スポーツ選手では心室の肥大により1回拍出量が多い場合には徐脈となるが，異常ではない。

▶振戦（しんせん）[tremor]
　筋の収縮，弛緩が繰り返される不随意の無目的なリズミカル運動。精神的緊張や肉体疲労で起こる細かな手指の動きは生理的振戦で，病的なものではない。パーキンソン症候群では安静時振戦がよく認められる。

▶心（臓）停止（しん（ぞう）ていし）[cardiac arrest]
　心臓の活動が停止した状態。意識消失，無呼吸となり，3～5分以上継続すると脳に障害を生じる可能性が高くなる。

▶心肺停止（しんぱいていし）[cardiopulmonary arrest]
　心臓の停止と呼吸の停止が同時に起こった状態。CPAともいう。

▶心不全（しんふぜん）[cardiac failure]
　身体に必要な十分な酸素を含んだ血液を十分送り出すことができなくなった状態。心筋梗塞による心筋の障害，不整脈によるポンプ作用の低

下，心タンポナーデによる心臓の拡張不全，肺のうっ血による心拍出量の低下などの原因により，慢性的または急に機能が低下したもの。なお，死亡診断書の原死因には，心不全および呼吸不全などは使用しないことになっている。

▶ **腎不全**（じんふぜん）[renal failure]

　腎臓の糸球体の濾過機能が低下し，クレアチニンや尿素窒素，窒素化合物などの老廃物が尿とともに体外に排出されない状態。体液のバランスが破壊され，時に呼吸困難，意識低下，痙攣などを起こす。慢性腎不全は，長期にわたる腎機能の低下がみられる状態で，軽度腎機能障害から腎不全，尿毒症となる。腎機能の低下がひどくなると，目や足のむくみ，貧血，高アンモニア血症がみられ，末期には無尿となり，透析療法（一般には血液透析）に移行する。

▶ **精神運動発達遅延**（せいしんうんどうはったつちえん）[psychomotor developmental delay]

　脳障害のために知能の発達が遅れ，社会生活や身辺処理に困難をきたすものをいい，通常は知能指数でその程度が表現される。健康な乳児は，3〜4か月で首がすわり，満1歳前後で一人歩きができるなど，ほぼ一定の期間で，運動の発達がみられる。言語は運動の発達とは異なり個人差が大きい。したがって，発達の指標になる機能（言葉，歩行など）が，正常の年齢（月齢）で獲得できたかが発達遅延の判断に用いられる。

▶ **精神症状**（せいしんしょうじょう）[psychological symptoms]

　精神面に現れた症状の総称。ヒトの精神機能により，意識，知能，記憶，感情，思考，行動などに影響を及ぼす。心因，外因，内因（脳の障害など）など，要因は多彩であり，個々に多彩な症状を呈するので，判断は容易ではない。

▶ **全身状態**（ぜんしんじょうたい）[physical status, general condition]

　問診や視診，触診，聴診などを基に，症状を把握して判断される身体全体の状態のこと。通常は，バイタルサイン（脈拍，血圧，呼吸，体温，意識状態，尿量）に加え，栄養状態（体格），姿勢や動作，身だしなみ，皮膚，爪や髪，表情，顔色など心身の健康状態を多角的に表しているすべての所見を総合して判断する。

▶ **臓器移植**（ぞうきいしょく）[organ transplantation]

　移植とは，提供者（ドナー）から受給者（レシピエント）に組織や臓器を移し替える医療行為のことで，骨髄移植も臓器移植の一つといえる。生きているドナーから行う生体移植と，死亡したドナーから行う死体移

植があり，死体移植では，脳死と判断されたドナーから行う脳死移植と，心停止後のドナーから行う心臓死移植がある。脳死の判定や臓器移植は，移植関係学会合同委員会で認定し日本臓器移植ネットワークに登録された施設で実施される。

▶**創傷**（そうしょう）[wound]

　一般的には傷のこと。外傷のうち，機械的な外力により形成された損傷で，形や受傷原因により分類される。「創」は皮膚の表面に損傷があるもの，「傷」は皮膚の表面の損傷がないもの。代表的な創傷には，切創，裂創，挫創，挫傷，擦過傷，刺創，咬傷などがある（**表 1-7**）。

▶**側臥位**（そくがい）[lateral position]

　横を向いて寝ている状態で，右を向いている場合が右側臥位，左は左側臥位という。気道を確保しながら，誤嚥を防止することができる。また，褥瘡の予防やシーツなどの交換時にもとることのある体位。

▶**蘇生**（そせい）[resuscitation]

　停止あるいは停止する状態の心臓や呼吸を，心マッサージや人工呼吸を行うことや薬剤などを使用して，心臓と肺の運動を元に戻すこと。

表 1-7 ■創傷の種類

創　傷	状　態
切創（せっそう）	いわゆる切り傷。鋭利な刃物などで切り裂いたような損傷
裂創（れっそう）	ねじれ，過伸展などによる裂けた損傷。形態は様々
割創（かっそう）	斧など鈍器で，皮膚組織すべてを引き裂き，骨などの内部が見える損傷
擦過傷（さっかしょう）	擦り傷。体表面に創があるが，擦過「傷」とよばれる
挫滅創（ざめつそう）	摩擦による損傷で，真皮や皮下組織以下の深さまで損傷。急激な圧力による
挫創（ざそう）	打撲などの外力で組織が挫滅した損傷。創面は雑然としており，壊死組織のデブリードマンが必要
挫傷（ざしょう）	打撲などの外力で，皮下の軟部組織が損傷したもの。体表に創はない
銃創（じゅうそう）	銃器の弾丸による創。弾丸の身体への当たり方で様々な形態がある
刺創（しそう）	鋭利なもので刺した損傷。創の大きさに比べて，創の深さが深い
咬創（こうそう）	動物などに咬まれた損傷。創面は滑らかでなく，感染を合併しやすい
熱傷（ねっしょう）	やけど。皮下組織の損傷程度でⅠ〜Ⅲ度に分類される
褥瘡（じょくそう）	身体の一部に圧力がかかり，循環不全で壊死した創

▶体位（たいい）[position]
　身体の姿勢や構え，位置のこと。立位や座位，起座位，臥位，半座位などがある。

▶体温（たいおん）[body temperature]
　体温測定は，通常は腋窩（脇の下）で行われるが，口腔（口の中），鼓膜，直腸（肛門内）でも行われる。以前は水銀体温計を用いていたが，近年はほとんどがデジタル式体温計で，測定時間も数秒（鼓膜温）〜1分程度（腋窩，口腔）になっている。

▶体格（たいかく）[physique]
　身体の外見状態で，骨格，筋肉，皮下脂肪などで構成される身体全体の形態を示す。身長や体重などの数値情報と年齢との比較で，発達や栄養状態などを判断する指標となる。体格の急激な変化は，病気の状況を反映する場合もある。

▶耐性菌（たいせいきん）[resistant bacteria]
　抗生物質（抗菌薬など）などの薬剤に対する耐性をもつように変異した微生物のこと。一般的には，病気を引き起こさないが，免疫力が低下した場合などには増殖して病気を引き起こす。抗生物質などが効かないことが多く，多くの抗生物質が効かない場合を多剤耐性菌とよぶ。メチシリンの効果のないMRSA（メチシリン耐性黄色ブドウ球菌），バンコマイシンが効かないVRE（バンコマイシン耐性腸球菌），多くの薬剤が効果をもたないMDRP（多剤耐性緑膿菌）などがある。

▶脱臼（だっきゅう）[dislocation]
　関節の過剰な伸展や屈曲により，関節間の関係がはずれ，正常な関節の作用ができない状態。完全にはずれた場合を完全脱臼，位置がずれたがはずれていない場合を亜脱臼という。通常，捻挫と同様に関節周囲の組織の損傷も起こっている。

▶打撲（だぼく）[bruise]
　硬いもので強打あるいはぶつかることで，身体の皮膚や皮下組織が損傷を受けた状態。

▶チェーン・ストークス型呼吸（―がたこきゅう）[Cheyne-Stokes type breathing]
　浅い呼吸から深い呼吸となり，徐々に浅い呼吸となって呼吸停止となる周期性の呼吸の状態。重症の心肺疾患や意識障害などでみられる。

▶チック [tic]
　まばたき，顔しかめ，肩すかしなど，急速で律動的で無目的に反復す

る筋肉の運動で，鼻を鳴らす，咳払い，連続する言葉の発声なども含まれる不随意運動の状態。多くは幼児期後半から学童期に発症し，成人まで続く場合もある。男児に多く，心理的背景の影響から発症することもある。治療の必要は通常ない。

▶ **知能指数**（ちのうしすう）[intelligence quotient]

知能の発達の程度を示す尺度の一つで，IQで示される。知能テストの結果の表現方法として用いられる。通常は，（精神年齢／暦年齢）×100で算出される。IQの平均値は100，70～130の間に約95％の人があてはまる。

▶ **低血圧**（ていけつあつ）[hypotension]

収縮期血圧（最高血圧）が100mmHg未満の状態。朝の起床がつらい，易疲労などの症状がみられる。

▶ **低身長**（ていしんちょう）[short stature]

年齢別の平均身長の－2SD以下の状態。現在は成長ホルモンで治療できるが，病気でない場合にはこの治療はできない。成長ホルモンでの治療適応疾患でも，骨端線が閉鎖した後は効果がない。

▶ **低体温**（ていたいおん）[hypothermia]

体温が正常値以下に低下している状態。通常は35℃以下をいう。

▶ **転移**（てんい）[metastasis]

がん細胞が最初の発生部位から，血液やリンパ，浸潤などの経路で異なる臓器で再び増殖すること。

▶ **てんかん発作**（―ほっさ）[epileptic stroke]

てんかんには多彩な発作様式があり，大脳の神経細胞が突然，異常な興奮状態となり，運動，感覚，精神などに一時的な異常がみられる。全般発作と部分発作の2つに大きく分けられる。

▶ **動悸**（どうき）[palpitation]

心臓の拍動の乱れを自覚した状態。「胸がどきどきする」と表現される。心拍数の増加（頻脈），期外収縮，房室ブロックなどの不整脈，あるいは脱水や興奮状態でも感じることがある。

▶ **疼痛**（とうつう）[pain]

痛みのことで，急性に起こる場合（急性疼痛）と慢性的に反復あるいは持続する場合（慢性（持続性）疼痛）がある。疼痛の原因として，けがや熱傷などの炎症や刺激によるもの，腰椎ヘルニアによる神経の圧迫や帯状疱疹後の慢性疼痛などの神経が障害されたもの，ストレスや大失敗などによる心理的・精神的な要因で起こるものの3種類がある。痛み

の表現は,「圧迫されるような鈍痛」「とがったもので刺されるような鋭い痛み」「しびれ」「ひりひり」「チカチカ」「ズキズキ」「締めつけられる」「電気が走る」「触れるだけで感じる」など様々である。部位を特定した,頭痛,耳痛,頸部痛,背部痛,腰痛,腹痛などの表現をする場合もある。

▶尿（にょう）[urine]

身体の不要物質が,泌尿器管を通じて水とともに体外に出されるもの。成人では1日500〜1500（2000）mLが排泄される。成人の1回量は200〜400mL程度,1日4〜8回が一般的である。

▶熱型（ねつけい）[fever type]

従来は発熱のタイプが診断上重要であったが,抗生物質や解熱薬などの使用で典型的な熱型を示さなくなっている。

▶捻挫（ねんざ）[sprain]

関節に過度の外力が加わり,関節包や靱帯などの関節周囲の組織が損傷した状態。関節そのものは損傷しない。

▶脳死（のうし）[brain death]

大脳,小脳以外に,ヒトが生きるための呼吸,心臓,嚥下などの機能の中枢である脳幹も死んでいる状態。脳幹は生きているが大脳,小脳などは死んでいる状態は植物状態という。従来の日本人は,心臓死（心臓が停止した状態）を人の死と考えることが一般的であり,現在も議論が多いところである。

▶敗血症（はいけつしょう）[sepsis]

身体のいずれかにある感染源から,持続的または間欠的に細菌などが血液中に入り,全身に広がり,多くの臓器に重篤な感染をきたした状態。細菌そのものや細菌感染を契機に血中に放出された毒素や特異的物質（サイトカイン）が肝臓,腎臓,肺などの臓器に障害を起こす。放置すれば,ショックや播種性血管内凝固（DIC）症候群などを引き起こし,生命の危機となる。

▶バイタルサイン [vital sign]

医療における生体の情報であり,特に生命維持の状況を示す理学的所見のこと。通常,脈拍,血圧,呼吸,体温,意識状態,尿量で判断する。

▶発達障害（はったつしょうがい）[developmental disorder]

脳機能の発達が関係する生まれつきの障害のこと。一般的に発達障害があると対人関係が苦手で,周囲からはその行動や態度が「自分勝手」「変わった人」などと誤解されやすい。発達障害の人は,先天的な様々な要因により,主に乳児期〜幼児期にその初発症状が認められる。しばしば

精神発達障害や知的障害，身体障害を伴う。アスペルガー症候群，その他の広汎性発達障害，学習障害，注意欠陥多動性障害などが代表的で，障害の状況は多種多様であり，特定の症状などで定義できないことが多い。

▶**発熱**（はつねつ）[fever]

病気などに伴う症状の一つで，感染症，がん，膠原病などで認められる。また，薬剤などの医原性要因もあり，古典的に38.3℃以上の発熱が3週間以上継続し原因が不明な不明熱などもある。成人では，微熱（37.5℃未満），中等度発熱（37.5～38.4℃），高熱（38.5℃以上）と区別することもあるが，発熱の程度と原因の重症度が必ずしも一致しない。

▶**半座位**（はんざい）[semi-sitting position, Fowler's position]

ベッド上で上半身を45度程度に起こした体位のこと。ファーラー位ともいう。起座位と同様，呼吸困難の軽減を目的とする。仰臥位や側臥位などの体位で長時間安静にする場合でも，食事や面会時などにもとる。

▶**PTSD**（ピーティーエスディー）[post-traumatic stress disorder]

心的外傷後ストレス障害の略語。地震，火事などの災害，事故，監禁状態や虐待など，自らの死を感じるあるいは重症な障害などの大きな体験をした後で，精神的な不安定が起こりやすい，類似する場所も含む現場などを避ける，体験事態が急に思い起こされる（フラッシュバック）などの症状が引き起こされる。感情の低下や記憶の忘却などの精神症状や，体験を思い出した場合に頭痛，嘔吐，腹痛などの身体症状も多い。

▶**肥満**（ひまん）[obesity]

体脂肪が身体に過剰に蓄積された状態。

▶**標準体重**（ひょうじゅんたいじゅう）[average body weight]

身長(m)×身長(m)×22で計算し，kgで表す。肥満度（%）は，[（実測体重－標準体重）÷標準体重]×100で計算される。＋20%以上が肥満，－10%以下がるい瘦である。

▶**鼻翼呼吸**（びよくこきゅう）[nasal alar breathing]

吸気時に，鼻翼（小鼻）が律動的に動いて開くような呼吸の状態。呼吸困難のため必要な換気量を得ようとする運動である。

▶**日和見感染**（ひよりみかんせん）[opportunistic infection]

通常，健康人の皮膚や体内，消化管などには常在菌として様々な微生物がいる。身体の微生物に対する抵抗力（免疫力）が低下した場合には，これらの常在菌が増殖するなどして，病気を発症することがあり，これを日和見感染という。

▶頻脈（ひんみゃく）[tachycardia]
　心臓の拍動数が，成人で1分間に100以上の状態。健康でも精神的興奮や不安，運動などで増加する。心臓の刺激伝導系の異常でも起こる場合がある。頻脈では動悸,徐脈では息切れや失神がみられることもある。

▶不安障害（ふあんしょうがい）[anxiety]
　精神疾患での不安のことで，不安を主な症状とする精神疾患全般をいう。不安が強いため，周囲に対して気にしすぎ，極端な恐怖や緊張などの感覚をもち，動悸，発汗，頭痛，めまい，胸痛，下痢などの身体症状を伴う。かつては神経症と診断されていた。

▶不随意運動（ふずいいうんどう）[involuntary movement]
　自らの意志とは無関係に発生する，非合理的な動作や運動のこと。止めようと思っても止められない運動で，振戦，ジストニア，ミオクローヌス，チック，舞踏病，ジスキネジーなどがあり，発生部位，強さ，規則性などで分類される。一般的に,安静時や動作時に異常運動が発生し，睡眠時には発生しないことが多い。

▶不整脈（ふせいみゃく）[arrhythmia]
　脈拍の間隔や回数の異常の総称。脈拍は激しい運動や精神的興奮などでは健康であっても回数が多くなるが，不整脈は病的なもの。回数の異常では，多い場合が頻脈，少ない場合が徐脈である。一定の間隔でない場合や，3〜5回に1回程度脈拍がない（脈がとぶ），突然頻脈となる場合には，心臓の刺激を伝える経路（刺激伝導系）に異常のあることがある。

▶不定愁訴（ふていしゅうそ）[indefinite complaint]
　頭痛，めまい，全身倦怠感，動悸，下痢などの身体症状があるにもかかわらず，原因が明らかでなく，症状の消長を繰り返す状態。自らの訴えはあるが，診察によっても異常なところがみあたらないことが多い。自律神経系の異常が疑われる。

▶BMI（ビーエムアイ）[body mass index]
　ボディマスインデックス（体格指数）のこと。肥満度を表す指数で，体重（kg）を身長（m）の二乗で割ったもの。BMIが22を標準とし，25以上を肥満，18以下を「やせ（るい痩）」と区分している。

▶舞踏病（ぶとうびょう）[chorea]
　急速で不規則，不調和な不随意運動が起こり，あたかも踊っているように見える状態。ハンチントン舞踏病が代表例であるが，他の病気でも出現することがある。

▶ミオクローヌス［myoclonus］
　急激な筋の不随意な収縮で，周期性やリズム性が認められない状態。中枢神経系のいろいろな場所の障害のため，全身性と局所性がある。クロイツフェルト・ヤコブ病や小脳症状を伴うミオクローヌスてんかんなどの様々な病気でみられる。

▶脈拍（みゃくはく）［pulse］
　心臓の拍出による動脈内圧の変化を1分間の回数や強さなどとして測定するもの。脈拍数は通常，前腕の外側の橈骨動脈に2〜3本の指で触れて1分間の回数を測定・記録する。成人ではほぼ一定の間隔で拍動が起こり，正常では1分間に60〜80回である。

▶抑うつ状態（よく―じょうたい）［depression state］
　気分が落ち込み意欲がなく，活動も低下した不安な気持ちの状態。肉体的にも活動性は低下している。うつ状態とうつ病は異なるものである。

▶予防接種（よぼうせっしゅ）［preventive inoculation］
　微生物を弱毒化あるいは不活化したもの（ワクチン）や，微生物の産生する毒素を不活化したもの（トキソイド）などを注射することで，あらかじめ免疫を獲得させ，微生物などの感染による発症を抑制すること。日本では，定期接種であるポリオ，ジフテリア，麻疹（はしか），風疹，肺炎球菌（小児）やヒブ（インフルエンザ菌b型：Hib），HPV（ヒトパピローマウイルス）などと，希望して行う，水痘（みずぼうそう），ロタウイルスに対するワクチンなどの任意接種があり，定期接種化が検討されている。

▶るい痩（―そう）［emaciation］
　標準体重より過度に体重が少ない状態。栄養不良や重症疾患などで認められる。

B 身体各部の症状・診察の用語

　医療機関を受診する患者は，通常は特に気になる症状を訴えてくる。それは身体の特定の部位の症状であり，当該部位に存在する臓器の異常であることが多いが，必ずしもそうでない場合も多い。訴えてきた症状が胸部の症状であっても，腹部や頭部の障害や病気であることは，まれではない。また，訴えが強い場合であっても重症とは限らず，軽微な訴えであっても重症の場合もありうる。一般的には，症状の強い部位に意識を集中しがちであるが，問診や他の部位の異常や症状についても関連性を疑い，全身の問題に注意することが必要である。

1 頭頸部の症状・診察の用語

【症例2】
- 患者：42歳，女性
- 主訴：発熱を伴う頭痛
- 既往歴：特になし
- 生活歴：特になし
- 現病歴：1週間前に，咳，咽頭痛があった。昨日朝から38.5℃の発熱があり，前頭部の痛みを訴え受診した。診察では，項部硬直があるが，その他の異常は認められなかった。

【用語の解説】
　ここでは，部位別（表情，意識障害，頭部，口腔・咽頭，眼，耳，鼻）の特に注意すべき症状と診察に関連する用語を解説する。

▶意識障害（いしきしょうがい）[disturbance of consciousness]
　物事の理解や判断ができず，身体に対する刺激に対して適切な反応ができないなど，正常な知覚や精神機能が機能できない状態を判定するもの。程度の差により，昏睡，昏迷，傾眠，昏朦，せん妄などに分類されるが，緊急時や連絡時にはJCS（Japan Coma Scale）の3-3-9度方式やGCS（Glasgow Coma Scale）で表現されることも多い。

▶いびき[snoring]
　上気道の病気や一時的な疲労などにより，軟口蓋などが上気道をふさいで狭くなり，呼吸による空気が閉塞物などを振動させて出す音。ふだんいびきをかかない人がかいている場合には，意識障害のこともあるので注意が必要。

▶咽頭痛（いんとうつう）[sore throat]
　機械的な刺激（声の出しすぎなど）以外では，ほとんどが感染性疾患（特にウイルス感染症）で起こるが，細菌による咽頭炎などウイルス以外の感染症との鑑別が難しい。咽頭や喉頭のがん，自己免疫疾患，まれに心臓の冠動脈疾患などで起こることもある。咽頭膿瘍や急性喉頭蓋炎などで，気道が閉塞するような状態では危険である。

▶円形脱毛症（えんけいだつもうしょう）[alopecia areata]
　頭髪が部分的に抜け，円形の無毛部ができた状態。脱毛範囲は頭部全体や眉毛などまでにも及ぶ場合がある。精神的ストレスや自己免疫によ

るものが原因であるといわれているが，原因は明らかではない。
▶遠視（えんし）[hyperopia]
　眼の屈折障害の一つで，平行光線が網膜より後方に像を結ぶ状態。凸レンズで補正する。
▶嘔気（おうき）[nausea]
　吐き気のこと。
▶嘔吐（おうと）[vomiting]
　胃の内容物が口から吐き出される状態。通常は，過度の摂食や変質した食物の摂取，過度の負荷運動，体調不良などで嘔気を伴い反射的に起こる。髄膜炎などの脳圧亢進症状として起こる場合もある。
▶外斜視（がいしゃし）[exotropia]
　眼の位置が正面を向いた状態であるにもかかわらず，視線の方向（黒目の部分）が外側を向いた状態のこと。放置により，視力低下などの障害が起こる場合がある。
▶咳嗽（がいそう）[cough]
　いわゆる咳のこと。肺や気管などから，空気を強制的に排出するために起こる。ほこりや誤嚥などで反射的に起こるが，意識的に起こすこともできる点が「くしゃみ」とは異なる。慢性的あるいは繰り返す場合には，肺や気管などの病気を疑う。痰や喀血を伴わない乾性咳嗽と，伴う湿性咳嗽に区別される。
▶眼球突出（がんきゅうとっしゅつ）[exophthalmos]
　眼球が眼窩内から前方に突出している状態。バセドウ病や眼窩内腫瘍の際などに認められる。
▶眼瞼浮腫（がんけんふしゅ）[blepharedema, eyelid edema]
　まぶた（眼瞼）が腫れ，しわがなくなった状態。化粧品や花粉などのアレルギー反応として生じることが多い。クインケ浮腫は毛細血管の透過性が局所的に高まった状態で，眼瞼が腫れるが数時間程度で消失する。
▶眼脂（がんし）[eye discharge]
　目やにのこと。眼の表面から出る老廃物が目頭付近に固まる。細菌やウイルス感染などの際に，その除菌のために白血球などが出され，黄色い眼脂となる。
▶眼振（がんしん）[nystagmus]
　眼球が規則的かつ持続的に揺れ動く往復運動。動く方向により，水平性，垂直性，回転性などがある。眼，内耳，脳幹，小脳の障害が関与している。健康な人でも，急速な移動体を見る際などに起こることがあり，

生理的眼振とよばれる。

▶顔面神経麻痺（がんめんしんけいまひ）[facial paralysis]
　顔面の筋肉を支配する神経の運動障害で，原因不明のベル麻痺が最も多く，突然片側性の弛緩性麻痺をきたす。眼瞼が完全に閉じない，口角が垂れ下がり唾液などが漏れるなどの表情となる。

▶顔面蒼白（がんめんそうはく）[facial pallor]
　急な動揺や体調がひどく悪化した場合に，顔が真っ青になること。

▶吃音（きつおん）[stuttering]
　言葉を発する際に，言葉が連続する，または一時的に無音となるなど，連続的に話すことができない状態で，いわゆる「どもり」。健常者でも，急いで話す際に連続性に欠けることもある。

▶嗅覚障害（きゅうかくしょうがい）[hyposmia]
　においを感じる嗅覚の障害。においに対して鈍感，感じない，過敏，すべてが悪臭に感じる，においがないのににおいを感じるなどの異常がある。

▶共同偏視（きょうどうへんし）[conjugate deviation of the eyes]
　左右の眼球が，同一方向に偏ったまま動かない状態になること。水平方向と垂直方向の場合などがあり，脳出血や外傷などによる脳の障害によって引き起こされる。

▶近視（きんし）[myopia]
　眼の屈折障害の一つで，平行光線が網膜より前方に像を結ぶ状態。凹レンズで補正する。

▶くしゃみ [sneezing]
　鼻の粘膜が刺激を受け，鼻腔内の異物を除くための防御反応として起こる激しい呼気のこと。咳と異なり，意識して行うことはできない。

▶苦悶状顔貌（くもんじょうがんぼう）[agony]
　心筋梗塞，急性腹膜炎などで激痛を伴う重篤な状態でみられる顔つき。冷汗を伴うことが多い。

▶頸部痛（けいぶつう）[neck pain]
　首の痛みや不快感のこと。外傷性と非外傷性に分けられる。頸部には，血管，神経，リンパ組織などがあり，特に頭部を支持するため頸部の骨格筋は負荷が大きい。

▶頸部リンパ節（けいぶーせつ）[cervical lymph node]
　頸部には，表在性のリンパ節と深部のリンパ節があり，多くの疾患でリンパ節の腫脹や疼痛が引き起こされる。主として，感染症による炎

症とがんの転移である。特に，咽頭や喉頭部のがんでは，転移を早期にきたしやすい。

▶傾眠（けいみん）［somnolence］
　意識障害の最初の段階で，周囲からの刺激ですぐに覚醒するが，すぐ意識混濁する状態。

▶結膜（けつまく）［conjunctiva］
　眼瞼（まぶたのこと）の後面から，反転して眼球前部の表面を角膜の縁まで覆っている粘膜。眼瞼結膜と眼球結膜に分かれる。眼瞼結膜を反転させて観察した際に，赤みが薄く白っぽい場合には貧血が疑われる。

▶結膜炎（けつまくえん）［conjunctivitis］
　眼の眼球部と眼瞼部にある結膜の炎症で，充血，腫脹，目やに（眼脂）などがみられる。細菌やウイルスなどによる感染性の原因とアレルギーなどの非感染性の原因がある。

▶眩暈（げんうん）［vertigo］
　めまいのこと。身体の平衡感覚に関連し，自らの意志に関係なく身体が様々な感覚（まっすぐ立てない，物が回っているように感じるなど）で動いているように感じる。めまいの性状により，回転性めまい（目がまわる，天井がまわる），浮動性めまい（身体がふらふらする，足が地につかない），失神性めまい（目の前が暗くなる，気を失う）に分類され，それぞれを特徴とする病気がある。発症様式と蝸牛症状（耳鳴，難聴，耳閉塞感）の有無が，診断には重要な情報である。内耳の関係するめまいでは，回転性めまいの症状や蝸牛症状を訴えることが多い。

▶言語障害（げんごしょうがい）［speech disorder, speech disturbance］
　話す言葉を正しく言えない構音障害と，言葉の理解，聴取，読解などが様々な程度に障害される失語症がある。構音障害と失語症は，同時に発現することが多い。

▶見当識障害（けんとうしきしょうがい）［disorientation］
　今いる場所，時間，自分，周囲の人物や状態について正しく認識できない状態。失見当ともいう。

▶健忘（けんぼう）［amnesia］
　記憶障害のうち，ある一定期間の物事の一部や全部が思い出せない状態で，ある時点以前の記憶を思い出せない場合や，新しい記憶を覚えられない場合などがある。

▶誤飲（ごいん）［accidental ingestion］
　一般的に飲食しない物を，誤って飲み込んだ状態。異物誤飲。

▶光覚（こうかく）[photic sensation]

　光刺激を感じる能力。光の強弱を判断する感覚であるが，色の区別をする感覚（色覚）を含める場合もある。

▶口渇（こうかつ）[thirst]

　口やのどが異常に渇き，水を欲しがる状態。口渇のみは，脱水症や多尿の際などに認められる。

▶口腔乾燥症（こうくうかんそうしょう）[dry mouth]

　ドライマウスともよばれ，唾液の分泌が低下し，口腔内が乾く状態。原因は様々で，重症化すれば，嚥下障害，口内炎，う歯，歯周病などが起こる。

▶口内炎（こうないえん）[stomatitis]

　口内の粘膜に炎症がみられる状態。口腔内に限定している場合と，全身疾患の口腔内病変としてみられる場合がある。痛みを伴うことが多い。

▶項部硬直（こうぶこうちょく）[nuchal rigidity]

　仰臥位の患者の頭部を持ち上げる（前屈）の場合のみに抵抗を示す状態。髄膜刺激症状の一つ。

▶誤嚥（ごえん）[aspiration]

　食べ物や唾液・異物などが，誤って気管（気道）内に入った状態。

▶昏睡（こんすい）[coma]

　最も重症な意識障害で，強い刺激をしてもまったく反応がみられない。単に生命が維持されているだけの状態で，筋肉は弛緩し，反射は消失，顔面蒼白，瞳孔散大となっている。

▶昏迷（こんめい）[stupor]

　意識はあるが，外部からの刺激に反応しない。意思表示はまったくないが，ある程度は昏睡よりも理解している。

▶昏朦（こんもう）[obtundation]

　軽い意識の低下状態。感情表現が鈍く，刺激に反応し，簡単な質問には答えることができる。

▶嗄声（させい）[hoarseness]

　通常は「かれた声」とされるが，声の質が異常な状態。声帯を中心とした喉頭の障害によることがほとんどである。

▶散瞳（さんどう）[mydriasis]

　瞳孔が異常に大きくなった（4～5mm以上）状態。生理的に暗い場所では，両側性に散瞳する。眼球の前面にある虹彩の調節により，光が少ない場合には，光の入る孔（瞳孔）を大きくし，光を多く取り込むよ

うになる。

▶視覚障害（しかくしょうがい）[visual impairment]
　眼球または視神経系の障害により，光を感じること（光覚）が十分にできない状態。弱視，半盲，全盲などがある。

▶耳痛（じつう）[otalgia, earache]
　耳の痛み。外耳，中耳では，感染症による原因が多い。中耳の感染症では，難聴も伴うことがある。

▶失神（しっしん）[syncope]
　一過性の脳の血流障害で，一時的に突然意識を失う状態。通常は，病変は認められず，貧血，自律神経失調症，ヒステリーなどで発症することが多い。

▶耳鳴（じめい）[tinnitus]
　耳鳴りのこと。周囲に音源がないにもかかわらず，耳や頭蓋内に音を感じる。外耳性耳鳴は耳垢や異物，中耳性耳鳴では中耳炎など，内耳性耳鳴ではメニエール病などがあり，中枢性耳鳴としては脳腫瘍などがある。また，全身性耳鳴の原因として高血圧症などがある。

▶視野狭窄（しやきょうさく）[constriction of the visual field]
　視野が，周辺部または中心部から見えなくなり狭くなる状態。緑内障や網膜剥離などでみられる。

▶縮瞳（しゅくどう）[miosis]
　瞳孔が小さくなった（2 mm以下）状態。生理的に明るい場所では，両側性に縮瞳する。眼球の前面にある虹彩の調節により，光が多い場合には，光の入る孔（瞳孔）を小さくし，光の取り込みを少なくする。

▶視力異常（しりょくいじょう）[visual impairment]
　眼球や視神経，動眼神経などの障害により，視力が低下した状態。近視，遠視，乱視などの屈折異常や調節障害，全盲，弱視などの視力障害，半盲，視野狭窄などの視野障害などがある。

▶耳漏（じろう）[otorrhea]
　外耳炎や中耳炎が化膿した場合に，外耳道から排泄される異常分泌物のこと。

▶頭重（ずじゅう，ずおも）[heavy headed]
　頭がすっきりせず重苦しい状態。

▶頭痛（ずつう）[headache]
　頭部に感じる痛みの総称。短時間や一過性の頭痛もあるが，長時間や繰り返す場合は治療が必要である（**表1-8**）。

表1-8 ■ 頭痛の種類

	症　状	原　因
緊張性頭痛	頭を締めつけられるような痛み。長時間続くことが多い	肩こり，ストレス
片頭痛	脈を打つような痛み。吐き気が時にあり。前兆に視野がぼやけるなど	原因不明。誘因はストレス。女性ホルモンと関連。天候の変化
群発頭痛	片眼の奥を中心に痛み。涙，鼻汁あり。30分～2時間程度継続	内頸動脈の拡張といわれている
混合性頭痛	通常は頭重感。時にズキンズキン	薬の飲みすぎなど

▶ **舌苔（ぜったい）[tongue coating]**

舌の表面に，舌の炎症による白血球やリンパ球，剥がれた粘膜などの上皮などからなる白色または黄色の付着物。口腔内の脱水や炎症などで生じる。

▶ **喘鳴（ぜんめい）[wheezing, stridor, rhonchus]**

気道の障害で，呼吸運動に合わせてゼーゼー，ヒューヒューという呼吸音が聴取される状態。一般的に，呼気時に聞かれる呼気性喘鳴は気管支喘息の発作時などにみられる気管支攣縮で下気道が狭窄しており，吸気時に聞かれる吸気性喘鳴は上気道が狭窄していることが多い。

▶ **せん妄（―もう）[delirium]**

外部からの刺激に対する反応が鈍くなり，錯覚・妄想・麻痺などを起こす意識障害の状態。健康な人でも睡眠を無理に中断した場合などにはなりうる。高齢者では起こりやすい。

▶ **対光反射（たいこうはんしゃ）[light reflex]**

片側の瞳孔に光を急に当てた場合に，瞳孔が収縮し，光を消すと元の大きさに戻る反射。健常者では，片側に光を当てると両側の瞳孔が収縮する。対光反射の異常では，視神経や動眼神経の異常が考えられる。

▶ **多飲（たいん）[excessive drinking]**

多くの水分を飲む状態。糖尿病の際に，口渇・多飲・多尿がまとめて起こる。

▶ **たちくらみ [faintness]**

座った姿勢から立ち上がる際にめまいやふらつく感じが起こること。

▶ **瞳孔不同（どうこうふどう）[anisocoria]**

左右の瞳孔の大きさが異なる状態。眼や脳などの異常でみられる。

▶ **内斜視（ないしゃし）[esotropia]**

眼の位置が正面を向いていても，視線の方向（黒目の部分）が内側を向いた状態のこと。放置により，視力低下などの障害が起こる場合がある。新生児・乳児などでは鼻根部（鼻の付け根の部分）が広いため，黒目の部分が内側に寄り内斜視にみられる場合があるが，多くは偽内斜視とよばれ障害もない。

▶ **難聴**（なんちょう）[hearing loss]

音の聞こえが悪くなった状態。外耳・中耳の障害で起こる伝音性難聴と，内耳・聴神経・脳の障害で起こる感音性難聴があり，両者の障害である混合性難聴の場合もある。

▶ **半盲**（はんもう）[hemianopia]

右眼・左眼のそれぞれの視野が右か左の半分しか見えない（視野が欠損した）状態。左半分あるいは右半分だけ見えない状態を，左同名半盲，右同名半盲という。

▶ **鼻汁**（びじゅう，はなじる）[nasal discharge, rhinorrhea]

鼻孔から出る粘液で，鼻水のこと。

▶ **鼻出血**（びしゅっけつ）[epistaxis, nasal bleeding]

鼻腔内からの出血（鼻血）。主として鼻粘膜，特に鼻中隔前方下部からが多い。

▶ **飛蚊症**（ひぶんしょう）[floaters]

眼球内の硝子体に生じた混濁により，目の前に蚊が飛んでいるように見える状態。

▶ **鼻閉**（びへい）[nasal obstruction]

鼻づまりのこと。生理的に片側の鼻の鼻閉が数時間で左右交代に起こる。両側が同時に詰まる場合は病的で，鼻中隔彎曲症やアレルギー性鼻炎などでみられる。

▶ **表情**（ひょうじょう）[expression]

患者の目線やアイコンタクトなど，表情の状態や変化で，苦痛や精神的な状況を推測することができる。異常なものには，呼びかけへの反応低下，注意散漫，冷汗，無気力，無表情，苦悶の表情などがある。

▶ **複視**（ふくし）[diplopia]

ものが二重に見える状態。片目でも2つに見える場合は単眼性複視，両目で見たときに二重に見える場合は両眼性複視といい，眼筋の調節や神経の異常で起こる眼球運動の障害である。

▶ **不眠症**（ふみんしょう）[insomnias]

睡眠が不足した状態が続き，日中に眠くなる，疲労する，集中力の低

下などが認められる状態。入眠しにくい，頻回に目が覚めるなどの症状がある。

▶ **変視症**（へんししょう）[metamorphopsia]
ものがゆがんで見える状態。

▶ **満月様顔貌**（まんげつようがんぼう）[moon face]
治療のために副腎皮質ホルモン製剤（ステロイド）などを長期間大量に投与した場合やグルココルチコイドが過剰に分泌された場合などに，顔面に脂肪が多く沈着し，顔が丸く満月のように見える状態。

▶ **無欲状顔貌**（むよくじょうがんぼう）[lack of desire countenance]
表情に乏しく，眼光が弱く，周囲に無関心な顔の状態。高熱，腸チフス，うつ病などでみられる。

▶ **眼**（め）[eye]
眼球と視神経，眼瞼（まぶたのこと）や涙腺などで構成され，視神経で直接脳と連絡している器官。眼そのものの病気も多いが，脳を含む全身の病気で起こる変化も現れやすい。特に，対光反射や痛みに対する開眼などの反応は，全身状態を判断する際に重要な徴候となる。

▶ **めまい**[vertigo, dizziness]
身体や床などが回転しているように感じる回転性めまいは，平衡感覚を維持する内耳の障害でみられることが多い。身体がふらつくように感じるなどの非回転性の浮動性めまいは，小脳などの中枢神経の異常や高血圧・低血圧などの内耳障害以外でみられることが多い。

▶ **夜盲症**（やもうしょう）[night blindness]
明るい場所から暗所に移動した際に，当初ものがはっきり見えなくても，時間の経過とともにはっきり見えるようになる（暗順応）のに，この反応ができない，遅くなる状態のこと。先天性夜盲症とビタミンA欠乏などによる後天性夜盲症がある。

▶ **乱視**（らんし）[astigmatism]
通常状態で眼に入ってきた光が，網膜上の一点に像を結ぶことができない屈折異常。光が眼球に入る面（角膜の表面）が，正しい球面ではない場合（正乱視）とでこぼこの場合（不正乱視）がある。

▶ **冷汗**（れいかん）[cold sweat]
いわゆる「ひやあせ」で，非常に恥ずかしいときや恐ろしいときなどに出る。

2　胸腹部の症状・診察の用語

【症例3】
・患者：60歳，女性
・主訴：胸部不快感
・既往歴：糖尿病，高血圧
・生活歴：たばこ10本/日
・現病歴：近隣のスーパーマーケットに買い物に出かけようとしたが，歩行中に胸部不快感が出現した。この不快感は約10分程度続き，左肩と腕に鈍痛が生じた。すぐに救急外来を受診したが，発汗と胸部不快感が継続。血圧は130/96mmHgである。肺の呼吸音は正常，心雑音はない。心電図では，Ｖ５とＶ６に1.5mmのST上昇を認め，心筋トロポニンとCK-MB（クレアチニンキナーゼ-MBアイソザイム）の上昇もあり，急性心筋梗塞の診断で入院することとなった。

【症例4】
・患者：48歳，男性
・主訴：腹痛
・既往歴：高血圧，腰痛
・生活歴：飲酒１日２合程度
・現病歴：２年前より腰痛を感じ始め，近医にて「腰椎椎間板ヘルニア」の診断で，鎮痛薬を１日２〜３回服用していた。２週間前より，上腹部の膨満感と嘔気があり，食欲が低下していた。２日前より，腹痛が強くなり，飲食不能で冷汗もあり，本日受診した。
受診時，強い腹痛と腹部の板状硬が認められた。腹部単純X線写真で腹部にフリーエアが見られ，軽度貧血と白血球の増加が認められた。問診では，時々腹痛の増強と黒色便がみられていたとのことであった。急性腹症，特に胃潰瘍およびその穿孔を疑い，緊急入院となった。

【用語の解説】
　胸部の症状，腹部の症状に関連する用語を解説する。
▶**息切れ**（いきぎ―）[shortness of breath]
　多くは歩行や階段昇降時に，呼吸が乱れて苦しくなること。肺や心臓疾患，貧血などでみられる。
▶**遺尿症**（いにょうしょう）[enuresis]

尿が無意識のうちに出てしまう状態。膀胱（ぼうこう）などに障害がないことが前提で，臓器の障害で尿が漏れてしまう場合は尿失禁になる。特に幼児期に多い夜間の尿の排出は夜尿症であり，臓器の障害は基本的に認められない。

▶陰部潰瘍（いんぶかいよう）[genital ulcer]
陰部にできた潰瘍のこと。主に性行為感染症によって生じる。性交により生じたものは下疳（げかん）ともいう。病原菌により，軟性下疳，硬性下疳，混合性下疳がある。

▶過多月経（かたげっけい）[hypermenorrhea]
月経血が多いこと。個人差が大きく，基準は明確ではない。貧血の原因の一つと考えられる。子宮などに特別な異常がない機能性過多月経と，異常があるために起こる器質的過多月経がある。

▶喀血（かっけつ）[hemoptysis]
気道や肺からの出血が口から排出されること。肺がん，気管支拡張症，肺結核などで認められる。吐血とは異なり鮮血色であることが多い。

▶肝不全（かんふぜん）[liver failure]
様々な原因で，肝細胞の機能が低下し，肝臓の機能が維持できず，高アンモニア血症による意識障害（肝性脳症（かんせいのうしょう），黄疸（おうだん），腹水（ふくすい），消化管出血，出血傾向，腎不全（じんふぜん）など，様々な症状をきたす状態。

▶吃逆（きつぎゃく）[hiccup]
しゃっくりのこと。一定間隔で繰り返される横隔膜の痙攣（けいれん）で起こる。通常は自然に消失する。

▶気胸（ききょう）[pneumothorax]
胸腔（きょうくう）内に空気が入った状態で胸痛がみられる。外傷性で起こる場合と，自然に起こる場合がある。

▶急性腹症（きゅうせいふくしょう）[acute abdomen]
急激で強い腹痛の発生と急性の経過をとり，緊急に対応が必要な状態。複数の病気でみられる。

▶胸痛（きょうつう）[chest pain]
胸部の病気でみられることの多い症状。「刺されるような」「押されるような」「締めつけられるような」「息がつまるような」など様々な表現があるが，急に現れる，持続する，「何となく」など，症状の発現や持続時間なども様々である。胸部不快感（きょうぶふかいかん）と同義で使用されることもある。胸痛や胸部不快感を示す病気には，心臓や血管などの循環器系疾患，肺や気管支などの呼吸器系疾患，胃や食道などの消化器系疾患，頸椎（けいつい）や胸

壁などの筋骨格系疾患，精神科疾患など多種にわたる。

▶ **胸内苦悶（きょうないくもん）[precordial oppression]**
　疼痛に類似した感覚で，締めつけられる，圧迫される，重い物を載せられた，突き刺されたなどの感覚に，呼吸しにくい，吐き気がするなどの症状が加わるような状態。心筋梗塞や狭心症で多くみられる。

▶ **胸部圧迫感（きょうぶあっぱくかん）[tightness of the chest]**
　胸が圧迫されるような感覚で，狭心症や胸部大動脈瘤などの場合に感じられる。

▶ **胸部絞扼感（きょうぶこうやくかん）[chest tightness]**
　胸を締めつけられるような感じであり，狭心症や心筋梗塞でみられる。

▶ **鏡面像（きょうめんぞう：ニボー）[mirror image : niveau]**
　X線検査で，立位の場合に下部の液体が上部の空気との境界を明瞭に形成して（鏡面形成）見えること。腸閉塞でよくみられる。

▶ **月経困難（げっけいこんなん）[dysmenorrhea]**
　月経に伴う腰痛，下腹部痛，頭痛などの症状が異常に強いこと。子宮などの臓器に異常がない機能的月経困難と，子宮内膜症，卵巣嚢腫などの異常がある続発性（器質性）月経困難がある。

▶ **血痰（けったん）[bloody sputum]**
　痰の中に血が混入している状態。気道や肺胞の血管の破綻や，気管支拡張症，肺結核，肺がんなどでみられる。

▶ **血尿（けつにょう）[hematuria]**
　尿中に血液が混入している状態。尿の色が明らかに赤く血液の混入と判断される場合を肉眼的血尿といい，尿を遠心して沈渣を顕微鏡で観察して血液の混入が確認される場合を顕微鏡的血尿とよぶ。血尿は，腎臓や膀胱などの疾患だけでなく，全身性の疾患や，検査手技によっても認められることがある。生理的に（疾患でないが）認めることもある。

▶ **血便（けつべん）[bloody stool]**
　血液が混入した便のことで，下血が便と同時に起こる。上部消化管からの出血では，黒くなりタール便となる。結腸，肛門などの下部消化管からの出血では，潜血便となり，がん，急性腸炎，痔核などでの出血である。

▶ **下痢（げり）[diarrhea]**
　便が，水様性や泥状になること。色，脂肪の有無，悪臭の有無などの便の性状，排便の回数，発熱の有無なども診療には重要な情報である。腸管の感染症，腸管運動の亢進，脂肪の吸収障害などが原因。

▶呼吸困難（こきゅうこんなん）[dyspnea]
　主に心臓や肺の疾患で認められる症状で，呼吸をすることや呼吸をしても苦しいと感じて訴える状態。身体を通常に戻すために，努力して呼吸をしている。

▶細菌尿（さいきんにょう）[bacteriuria]
　尿中に細菌を多数含み，混濁した尿である。尿路の感染症で認められる。

▶宿便（しゅくべん）[fecal impaction]
　排出されないで，大腸や直腸内に長期間たまっている便のこと。

▶心筋梗塞（しんきんこうそく）[myocardial infarction]
　冠動脈が完全に閉塞され，心筋虚血が続き細胞が壊死した状態。強い胸痛がみられることが多く，発症前には，過度の疲労，睡眠不足，激務，過度の精神的ストレスがあることが多いとされている。

▶心不全（しんふぜん）[heart failure]
　心臓の収縮力が弱った状態のこと。肺うっ血や呼吸困難，血圧低下などがみられる。

▶腎不全（じんふぜん）[renal failure]
　腎臓の機能が低下し，尿量の減少と体外に排泄されるはずのクレアチニンや尿素窒素，窒素化合物などの老廃物が体内に貯留し，体液の恒常性が保たれなくなった状態。

▶喘鳴（ぜんめい）[wheeze, stridor, rhonchus]
　呼吸の際に，ゼーゼー，ヒューヒューという音が聴取される状態。気管や気管支の痰などが貯留し，気管支喘息の発作時の呼気時に起こる呼気性喘鳴と，声門部周辺で気道が狭くなり吸気時に起こる吸気性喘鳴がある。

▶帯下（たいげ）[fluor genitalis]
　女性性器からの分泌物のことで，「おりもの」「こしけ」ともいう。生理的（正常）なものと，トリコモナスやカンジダ感染症などでの病的な場合がある。

▶帯状疱疹（たいじょうほうしん）[herpes zoster]
　水痘（みずぼうそう）・帯状疱疹ウイルスの初感染時に水痘を発症し，ウイルスが知覚神経節に潜伏する。その後，過労や免疫能が低下した際に，その潜伏ウイルスが働き出し，当該知覚神経の支配する皮膚に疼痛を伴う発疹（水疱）を生ずる。

▶多尿（たにょう）[excessive urination]

尿量が多い状態で，水分摂取量に関係ない場合では，尿崩症や腎不全，糖尿病などを考える必要がある。

▶胆石症（たんせきしょう）[gallstone disease]
　胆管，胆嚢，総胆管に結石ができること。

▶たんぱく尿（ーにょう）[proteinuria]
　尿中にたんぱく質が一定量以上混合している状態。腎・泌尿器の疾患に多いが，生理的に認められる場合もある。

▶腸閉塞（ちょうへいそく）[ileus, intestinal obstruction]
　消化管の通過ができない状態。原因によって，また長期化により，嘔吐，腹痛，腹部膨満などの症状がみられる。消化管の腫瘍や異物，消化管のねじれで起こるなどの機械的腸閉塞と，腸管の動きが低下するために内容物（食物）で閉塞を起こす機能性腸閉塞がある。

▶動悸（どうき）[palpitation]
　胸がドキドキするという自覚症状。心臓の収縮力が増強した場合などにみられるが，個人差がかなりある。正常な場合でも，精神的な興奮の場合などに感じることもある。

▶糖尿（とうにょう）[glucosuria]
　尿中にブドウ糖が多く認められる状態。血中のブドウ糖濃度が150mg/dL以上あると，簡易的な検査でも検出される。

▶吐血（とけつ）[hematemesis]
　食道，胃，十二指腸などの上部消化管からの出血を口から吐き出すこと。新鮮血や胃酸で暗赤色の残渣様血液となる。

▶乳汁分泌（にゅうじゅうぶんぴつ）[milk secretion]
　分娩後には通常は生理的に十分な乳汁の分泌が起こる。産後以外に乳汁分泌がみられる場合を乳汁漏出症といい，下垂体からのプロラクチン分泌増加などが原因となる。

▶尿失禁（にょうしっきん）[urinary incontinence]
　自分の意志と無関係に尿を漏らしてしまうこと。小児に多いが，成人でも脳脊髄や前立腺肥大などでみられる。

▶尿毒症（にょうどくしょう）[uremia]
　慢性腎不全の末期や急性腎不全で腎臓の働きが著しく障害され，尿中に排泄されるべき老廃物が身体の中にたまった状態。意識障害などの中枢神経症状や悪心・嘔吐，皮膚の黄褐色変化などの症状がみられる。

▶膿尿（のうにょう）[pyuria]
　白血球の混合した尿。尿路系に感染（炎症）がある場合に認められる。

▶肺気腫（はいきしゅ）[pulmonary emphysema]
　終末気管支から末梢で，肺胞の壁が破壊され，空間が異常に拡大した状態。これらが広範に起こると息切れが生じる。

▶排尿困難（はいにょうこんなん）[dysuria, difficulty of urination]
　排尿したいのにトイレに行ってもすぐには尿が出ない，または排尿終了まで時間がかかること。中年以降の男性高齢者に多く，前立腺肥大症などが原因。進行した場合，尿閉を起こすこともある。

▶排尿痛（はいにょうつう）[urination pain]
　排尿するときに痛みを感じること。主に腎臓，膀胱，尿道などの尿路の感染症が原因。痛みを感じるのが，排尿開始時か，排尿中か，終わりかが診療には重要。

▶背部痛（はいぶつう）[back pain]
　背中が痛いことで，単純に筋肉痛や肋間神経痛の場合もあるが，発熱や咳，前胸部痛，腹痛などを伴う場合には，内臓の病気の可能性もある。

▶拍動性腫瘤（はくどうせいしゅりゅう）[pulsatile mass]
　腹部大動脈瘤の際に，腹壁が柔らかいことから，脈拍に合った（拍動のある）膨張する腫瘤を触知すること。

▶板状硬（ばんじょうこう）[board-like]
　腹壁が緊張した状態にあり，通常柔らかい腹部が板のように硬くなること。腹膜刺激症状による筋性防御である。

▶反跳痛（はんちょうつう）[rebound tenderness]
　腹壁を圧迫し，急に手を離したときの痛みが，圧迫したときの痛みよりも増強すること。ブルンベルグ徴候ともいう。腹膜刺激症状の一つ。

▶PSA（ピーエスエー）[prostate specific antigen]
　前立腺特異抗原の略語。前立腺から分泌され精液中に含まれる。前立腺がんの際に血清中の濃度が上昇するため，腫瘍マーカーとして使用される。

▶頻尿（ひんにょう）[pollakiuria]
　頻回に尿意が起こり，排尿回数が多くなること。排尿は通常は1日4〜8回なので，おおよそ1日9回以上程度が頻尿。夜間における頻尿は夜間頻尿という。尿崩症，糖尿病，膀胱炎，膀胱がん，神経因性膀胱などの障害・病気が原因である。

▶腹痛（ふくつう）[abdominal pain]
　腹部の自覚痛のこと。通常，腹痛の部位により表現されることが多い（図1-3）。腹痛の場所以外に，合併する症状，食事との関係，痛みの

Ⅱ 診療内容を表す用語

図 1 - 3 ■腹痛の名称

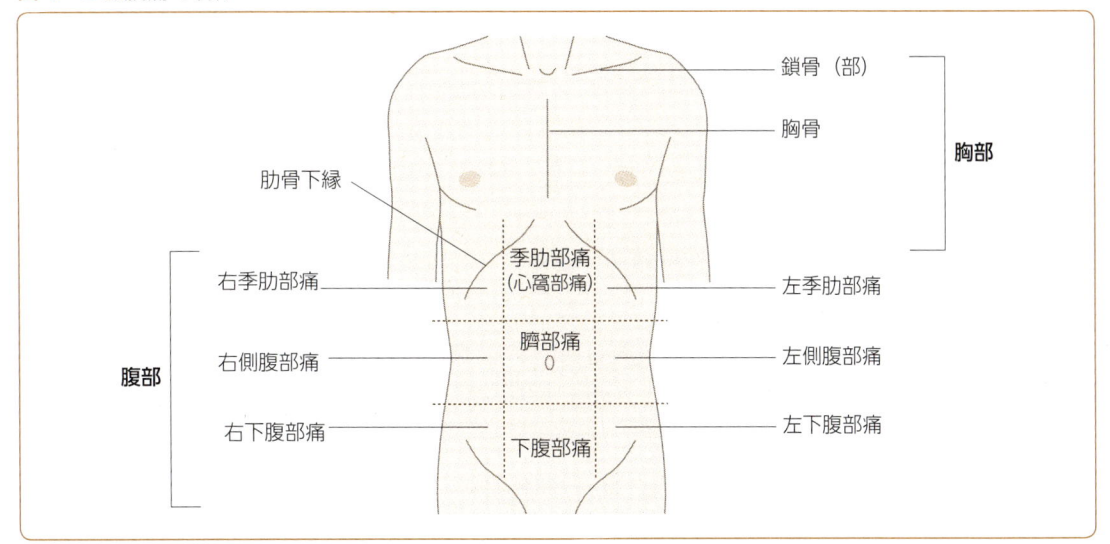

[図：腹部の区分。鎖骨（部）、胸骨、胸部、肋骨下縁、右季肋部痛、季肋部痛（心窩部痛）、左季肋部痛、右側腹部痛、臍部痛、左側腹部痛、右下腹部痛、下腹部痛、左下腹部痛、腹部]

持続時間や頻度なども診断などのためには重要である。

▶ **副乳**（ふくにゅう）［accessory breast］
　腋窩（脇の下）から正常乳房を通り鼠径部に至る弧の上に，乳頭や乳腺が認められるもの。

▶ **腹部腫瘤**（ふくぶしゅりゅう）［abdominal tumor］
　腹部の一部が局所的に膨らんだ状態。がんによる腫瘍性の場合と，膿瘍やヘルニアのような非腫瘍性の場合がある。悪性腫瘍を疑う場合には検査が必須となり，ヘルニア嵌頓や拍動性腫瘤として腹部大動脈瘤が疑われる場合には，緊急に対応する必要がある。

▶ **腹部膨満**（ふくぶぼうまん）［abdominal distension］
　腹部内の腸管などに，ガスがたまり膨れている状態。

▶ **腹部膨隆**（ふくぶぼうりゅう）［abdominal swelling］
　腹部が膨らむ（膨隆する）状態であり，腹部全体か局所的かが診療には重要。受診当初より腹部全体にみられる場合と，当初は局所的な膨らみであるが，後に境界がはっきりとしなくなり全体的に膨らむ場合がある。当初から腹部の膨らみがみられるものには，腹腔内の腹水の貯留，腸管内にガスや便がたまる場合，肥満や妊娠による胎児の存在などがある。当初は局所的な膨らみの腹部腫瘤としてみられる場合には腫瘍や嚢腫などがある。

▶ **腹膜刺激症状**（ふくまくしげきしょうじょう）［peritoneal irritation symptom］
　腹膜の感染などで炎症が存在するときにみられる特異的な症状のこ

と。筋性防御やブルンベルグ徴候などがある。

▶ **フリーエア** [free air]
腹腔内で消化管に穿孔が起き，そこから空気が漏れたもので，X線撮影で本来は空気のない場所に空気による陰影が写る。

▶ **ブルンベルグ徴候**（―ちょうこう）[Blumberg sign]
反跳痛のこと。

▶ **ヘルニア嵌頓**（―かんとん）[incarcerated hernia, incarceration of hernia]
本来あるべき体内の部位から，臓器が脱出した状態をヘルニアといい，体表面内にとどまる状態を内ヘルニア，体表外に出る場合を外ヘルニアとよぶ。鼠径ヘルニアや臍ヘルニア，椎間板ヘルニアなどが多い。このうち，脱出した臓器などが脱出孔で締めつけられ，血流障害をきたすほど時間が経過する場合をヘルニア嵌頓といい，鼠径ヘルニアなどで多くみられる。激痛を伴うことが多い。嵌頓ヘルニアともいう。

▶ **便通**（べんつう）[stool, defecation]
便通異常では，下痢，便秘がよくみられるが，裏急後重（しぶり腹），タール便，血便，下血などの場合には特に注意が必要である。排便だけでなく，排ガスも重要な症状である。

▶ **便秘**（べんぴ）[constipation]
成人では，通常1日1回排便があるが，数日（3日程度）に1回程度に減少し，便の水分含量が低下した状態（硬便）。しかし人によって感じ方は異なり，明確な定義はない。消化管の器質的障害（腫瘍，狭窄など）による通過障害と，消化管の動きが障害される機能性障害がある。機能性障害による便秘は，全身性の病気などによる症候性便秘と大腸の運動低下や痙攣などによる習慣性便秘に分けられる。食生活の影響は習慣性便秘にみられる。

▶ **乏尿**（ぼうにょう）[oliguria]
排泄する尿量が非常に少ない状態で，通常1日400mL以下の場合をいう。腎臓でつくられる尿の量そのものが少ないもので，尿はつくられるが出ない（出せない）尿閉とは異なる。

▶ **無月経**（むげっけい）[amenorrhea]
月経の周期は個人差が大きく25～35日の幅がある。月経がみられなくなることを無月経としているが，18歳以後になっても初潮のない原発性無月経と，それまであったものが3か月以上みられない続発性無月経がある。

▶**無尿**（むにょう）[anuria]
　腎臓の障害または尿管の閉塞などで，膀胱に尿が届かない状態。通常，1日100mL以下の場合をいう。

▶**胸やけ**（むね─）[heartburn]
　前胸部の胸骨下部に焼けるような感覚のこと。胃液などの食道内逆流による食道粘膜への刺激などによる。胃酸が多い場合や逆流性食道炎などの胃食道逆流症（GERD）でみられる。

▶**腰痛**（ようつう）[lumbago, low back pain]
　腰に感じる痛み全般を示す。原因不明の場合が多いが，骨，椎間板，骨格筋などの損傷，変形などの障害によるもの，その障害に伴う末梢神経などの障害によるものが代表的。腎臓，消化管，子宮などの臓器の感染症や腫瘍などによる場合もある。原因が明らかな場合では，脊椎や椎間板が老化により変形するなどの脊椎自体の病気であることが多い。

▶**裏急後重**（りきゅうこうじゅう）[tenesmus]
　しぶり腹のこと。排便してもすぐに便意をきたす状態。

▶**肋間神経痛**（ろっかんしんけいつう）[intercostal neuralgia]
　肋間神経に起こる激しい痛みのこと。外傷，感染，圧迫，寒冷などで誘発される。

3　神経の症状・診察の用語

【症例5】
・患者：80歳，女性
・主訴：記憶障害
・既往歴：特になし
・生活歴：5年前に夫が胃がんで亡くなり，現在は1人で生活している。
・現病歴：1年前より，食事を摂ったにもかかわらず近所で「まだ食事をしていない」と繰り返して発言していた。食欲の変化はなく，その後も特に食欲の低下などはなかった。1か月前に，夜10時を過ぎても自宅に戻っていないとの通報があり，近隣を探したところ，1kmほど離れた公園でぼんやりたたずんでいた。その後，自分の娘を娘だと理解できない状態となり，心配した家族が受診を希望してやってきた。
　受診時，高齢による生理的な「もの忘れ」の可能性もあるが，認知

症の初期症状とも考えられるため，経過をみることになった。

【用語の解説】
　中枢神経系と末梢神経系，痙攣，認知症，運動障害に関連する用語を解説する。

▶ **運動障害**（うんどうしょうがい）[motor disturbance]
　手足や体幹の動きを制御する随意的な身体運動が，ほとんどあるいはまったく不能になった状態。末梢神経の障害による，精神運動障害，失行，運動失調などを含むこともある。

▶ **間欠性跛行**（かんけつせいはこう）[intermittent claudication]
　短時間の歩行中に，下肢が痛くなり歩行困難となるが，休息により再び歩行可能となる状態。

▶ **関節痛**（かんせつつう）[arthralgia]
　骨と骨の連結部分である関節と，関節の運動に関連する筋肉や腱，運動を制御する運動神経や知覚神経などの障害により生じる多彩な痛み。機械的な関節などの障害のほか，膠原病や痛風などによる場合がある。

▶ **記憶障害**（きおくしょうがい）[disturbance of memory, dysmnesia]
　脳の障害により，物事を覚える・思い出す，新たに記憶できないなどの状態。一時的なものと長期間思い出せない場合がある。記憶障害では，覚える「記銘」，記憶を維持する「保持」，思い出す「追想（想起）」の3つの機能のいずれか，あるは複数が障害される。高齢者における「もの忘れ」は生理的な老化によるものが多い。認知症における記憶障害は，覚えることができず対応できないので記銘障害になる。

▶ **強直間代発作**（きょうちょくかんたいほっさ）[tonic-clonic seizure]
　全身の痙攣あるいは脱力が突然起こる。強直発作は，全身の筋が硬直しつっぱり，意識消失を伴う。間代発作は，手足を突然屈曲伸展しガタガタふるえる痙攣発作。多くは，意識消失とともに全身性強直発作が起こり，次に間代性痙攣発作となり，数分程度で治まる。しばらくは意識が不鮮明で，睡眠後正常状態に戻る。

▶ **痙攣**（けいれん）[convulsion]
　本人が意識しないで筋肉が発作的に収縮すること。全身性に起こる場合と身体の一部に限局する場合がある。多くは，「白目をむいて全身をヒクヒクさせていた」「全身がこわばっていた」などとして見られることが多い。通常は数分程度で治まる。痙攣は症状を表す言葉であり，てんかんは病名。

▶欠神発作（けっしんほっさ）[absence]
　小児に多く，5～15秒程度，意識を消失し，動作が停止する。瞬間的な場合には，単に意識散漫と判断される。複雑欠神発作の場合には，意識消失に加え，無意味な自動運動や脱力などを伴う。

▶ケルニッヒ徴候（―ちょうこう）[Kernig sign]
　大腿部を股関節で90度に屈曲させて，膝関節を伸展させた場合に135度以上に伸展できない状態。髄膜刺激症状の一つ。

▶四肢麻痺（ししまひ）[quadriplegia]
　脳または頸髄の損傷により，左右の上下肢がすべて運動麻痺に陥った状態。

▶膝蓋腱反射（しつがいけんはんしゃ）[knee reflex]
　膝の直下にある膝蓋腱をたたくと，大腿四頭筋が収縮し，反射的に下腿が前方に伸展すること。脊髄の病気や脚気などで，減弱または消失する。

▶自律神経系（じりつしんけいけい）[autonomic nervous system]
　末梢神経の一つで，生体の循環器・呼吸器・消化器・内分泌・代謝調節・体温調節・生殖器などの不随意器官に対し，自らの意志とは無関係に作用し，機能を亢進または抑制することで調整を行う。交感神経と副交感神経に分かれており，相互に反対の作用をもつ。最高中枢は視床下部にある。

▶髄膜刺激症状（ずいまくしげきしょうじょう）[meningeal irritation]
　脳脊髄液の感染やクモ膜下出血で，髄膜が刺激されたことで起こる症状。項部硬直，ケルニッヒ徴候，ブルジンスキー徴候などがある。

▶脊髄反射（せきずいはんしゃ）[spinal reflex]
　大脳の関与なしで，脊髄にある反射中枢を介して起こる反射。膝蓋腱反射やアキレス腱反射，発汗反射などがある。

▶脱力感（だつりょくかん）[feeling of weakness]
　身体全体や一部に，力が入らないと感じること。

▶脱力発作（だつりょくほっさ）[cataplexy]
　感情の大きな変化（多くは喜びや幸福感など）に伴い，全身または一部の筋力低下が発作性に起こるもので，全身性の場合には，身体が床にくずれ落ちることとなる。突然眠気に襲われるナルコレプシー患者に併発することが多い。瞬間的な場合から数分以上続くこともある。

▶知覚障害（ちかくしょうがい）[perceptual disturbance]
　外部からの刺激や体内状況の変化を正常に感じて判断できない状態。

異常感覚（しびれ感など），錯感覚（柔らかい物を痛いと感じるなど），感覚過敏（軽い刺激を強く感じるなど），感覚低下（感じ方が弱まる，なくなるなど），錯覚・幻覚（精神疾患の症状など）など，多彩な知覚の変化がみられる。

▶中枢神経系（ちゅうすうしんけいけい）[central nervous system]

大脳，小脳，脳幹（間脳，中脳，橋，延髄），脊髄の総称。感覚，運動，思考，呼吸，反射など，ヒトのあらゆることに関与する神経組織の集合体。末梢神経からの情報を受け取り，判断して，末梢神経を通じて指示をする。重要な器官であり，頭蓋骨と脊柱で保護されている。

▶対麻痺（ついまひ）[paraplegia]

下半身の両側性の運動麻痺であり，脊髄，特に胸髄・腰髄の損傷によるものが多いが，下肢の筋肉や末梢神経または脳の病変によって生ずることもある。

▶点頭てんかん（てんとう—）[epilepsia nutans]

乳児に特有なてんかんの一つ。急に頭を前に倒し，下肢を伸ばし，上肢を上方に上げ，胴体を曲げ，いわゆる礼拝に似た動作を短時間に繰り返す。発作は自然に消失するが，難治性のてんかんに移行しやすい。ウエスト症候群と同義。

▶認知症（にんちしょう）[dementia]

生後いったん正常に発達した種々の精神機能が慢性的に減退・消失することで，日常生活・社会生活を営めない状態（厚生労働省の定義）の総称。原因疾患は様々。後天的に発生してくる障害なので，知的障害や精神障害とは異なる。

▶熱性痙攣（ねつせいけいれん）[febrile convulsion]

生後6か月～6歳程度の乳幼児・小児に，発熱を伴って起こる痙攣発作。発熱後に意識を消失し，両上下肢を収縮・伸展させ，眼球が上転することが多い。多くは10分以内に治まる。原則として後遺症はない。

▶跛行（はこう）[claudication]

片足を引きずるなど，外傷や病気などが原因で正常な歩行ができないこと。痙性跛行，麻痺性跛行，間欠性跛行などがある。

▶ブルジンスキー徴候（—ちょうこう）[Brudzinski sign]

仰臥位で全身を伸展させた状態で頸部を前屈させると，膝関節と腰部が屈曲すること。髄膜刺激症状の一つ。

▶片麻痺（へんまひ）[hemiplegia]

上肢および下肢の，左右どちらかの側だけが麻痺した状態。大脳皮質

から頸髄(けいずい)までの障害によって生じ，脳出血などの場合では，首から上は反対側に麻痺が起こる。

▶歩行障害（ほこうしょうがい）[gait disturbance]
　運動機能や平衡機能の障害により，自力で歩行が困難またはできなくなること。膝(ひざ)や足の関節の変形などの機能障害や，下肢や脊髄，身体の位置を知る感覚の障害などの調節機能障害により，スムーズな歩行が不能となる。

▶末梢神経系（まっしょうしんけいけい）[peripheral nervous system]
　中枢神経と各種臓器（感覚の受容器を含む）を結ぶ神経。延髄以上の脳から直接出ている12対の脳神経と脊髄から出ている脊髄神経，中枢神経系に刺激を伝える求心性神経と，中枢神経系からの刺激を伝える遠心性神経がある。また伝導される内容により，感覚神経，運動神経，自律神経に分けられる。中枢神経系に対して，末梢神経と自律的に器官を調節する自律神経を併せて末梢神経という。

▶ミオクローヌス発作（―ほっさ）[myoclonic seizure]
　顔面，四肢，体幹などの筋肉に短時間のピクッとした痙攣が起こる。脱力タイプでは，頭部，体幹，四肢などの姿勢を維持できず，倒れることになる。同時に瞬間的に意識消失を伴う。

4　周産期の症状・診察の用語

【症例6】
・患者：23歳，女性
・主訴：妊娠初期の風疹(ふうしん)感染
・既往歴：なし
・生活歴：なし
・現病歴：妊娠10週の妊婦。妊娠7週の頃に3日間の発熱と，体幹を中心に粟粒(ぞくりゅう)大の紅斑が多数認められた。その後，症状は改善したが，風疹のIgM抗体陽性，IgG抗体陰性であった。妊娠の継続を希望し来院した。
　受診時，胎児に先天異常を伴う可能性があることを説明した。

【用語の解説】
　妊娠，分娩(ぶんべん)，胎児，新生児，に関連する用語を解説する。
▶RDS（アールディーエス）[respiratory distress syndrome]

肺が未成熟のため，肺のサーファクタントが欠乏し，肺胞が虚脱（つぶれること）状態となる。胎児の肺サーファクタントができる在胎28週未満で出生した場合に呻吟，多呼吸，努力呼吸としてみられる。現在は，人工サーファクタント製剤を気道内に注入することで治療できる。

▶ アプガースコア［Apgar score］
　出生直後の新生児の状態を迅速に判断する基準。通常，生後1分で判定し，5分後の評価で神経学的な予後を評価する。

▶ 溢乳（いつにゅう）［regurgitation］
　母乳やミルクを飲ませた（授乳）後，口から乳などを空気と共に少量戻してしまうこと。胃の筋肉がまだ発達していないため，飲みすぎると逆流する。病気ではない。

▶ 会陰切開（えいんせっかい）［episiotomy］
　分娩時に，会陰の伸展が少ない場合に，会陰裂傷が起こりやすいため，人工的に会陰の一部を切開すること。

▶ 悪阻（おそ）［hyperemesis］
　いわゆる「つわり」のこと。妊娠初期にみられる，吐き気や嘔吐，食欲不振などの消化器症状がみられる。

▶ 異所性妊娠（いしょせいにんしん）［ectopic pregnancy］
　いわゆる子宮外妊娠のことで，子宮内膜に受精卵が着床するはずが，卵管（最も多い），腹膜，卵巣，頸管などに着床したもの。大多数の異所性妊娠は卵管で起こり，卵管流産と卵管破裂が妊娠6週頃に多発する。hCG陽性で子宮内胎嚢がないことで診断される。妊娠可能年齢で，多量の性器出血を伴う急性腹症では激しい腹痛とショックとなることが多く，特に疑われる。

▶ 回旋異常（かいせんいじょう）［abnormalities of rotation］
　胎児が産道内で，胎児の縦位置を回しながら産道を通過する（回旋という）が，回旋ができない状態が胎勢異常であり，通常分娩の進行が停止するので，迅速な対応が必要である。

▶ 過期産（かきさん）［post-term delivery］
　妊娠42週を過ぎても陣痛が発来せず，分娩しないこと。過期妊娠では，羊水過少による胎児機能不全，胎便吸引症候群，巨大児などになることがあり，胎盤機能不全となる可能性もある。

▶ 巨大児（きょだいじ）［over sized new born］
　出生体重の大きな新生児のことで，通常は4000g以上をいう。大部分は，出産予定日かそれ以降に生まれる。母体が糖尿病の場合に多いが，

明らかな原因は不明。
▶ **血液型不適合妊娠**（けつえきがたふてきごうにんしん）[blood type incompatibility]

　母親と胎児の血液型が異なることであるが，母親内に胎児の赤血球の抗体ができた場合を示す。ABO式血液型不適合とRh式不適合などがあり，ABO式不適合（母親がO型で胎児がAまたはB型）では無症状のことが多く，Rh式不適合（母親がRh（−）で，胎児がRh（＋））では，1回目の妊娠でつくられた母体の抗D抗原が2回目の妊娠で胎児に移行して胎児貧血，胎児水腫や新生児溶血性疾患（黄疸）などを引き起こすことが多い。

▶ **高年初産**（こうねんしょさん）[advanced age at first calving]

　妊娠適齢期より高い年齢での出産で，35歳以上の初産をよぶことが多い。妊娠高血圧症候群や胎児の染色体異常などの可能性が高くなり，母体と胎児の両者に注意がより必要である。初産年齢の高齢化に伴い，高齢初産数が増加している。

▶ **臍ヘルニア**（さい―）[umbilical hernia]

　小児によくみられる，いわゆる「出べそ」。腹壁から臍帯の出る部位（臍帯の中ではない）が膨らみ，腸などが入り込んでいる。自然に治癒する。

▶ **臍帯ヘルニア**（さいたい―）[omphalocele]

　胎児期に腹壁が形成される際に，主として臍帯の中に，胃や腸，肝臓などが入ったままの状態で出生したもの。外科的な治療が必要になる。

▶ **産瘤**（さんりゅう）[caput succedaneum]

　分娩時に，先進部である胎児の頭部（骨盤位のときには殿部）は圧迫が少ないため体液がたまり膨らみができる。分娩時間が長いと，この貯留が多くなる。通常は生後2〜3日で自然消失する。

▶ **子癇**（しかん）[eclampsia]

　妊娠高血圧症候群の最重症型で，妊産婦が，意識喪失と全身痙攣を繰り返す状態。発作を繰り返すことで，深い昏睡状態や呼吸困難が続き，胎児のみならず母体にとっても非常に危険な状態になる。緊急入院が必要。

▶ **子宮内胎児発育遅延**（しきゅうないたいじはついくちえん）[intrauterine fetal growth restriction]

　胎児の大きさ（体重）が，妊娠週数の標準体重に比べて少ないこと。

▶ **周産期**（しゅうさんき）[perinatal period]

　妊娠22週〜出産後7日未満の期間。この時期は，胎児・新生児や母体

に障害が起こりやすい。

▶**出生体重**（しゅっせいたいじゅう）[birth weight]

　出生した際の体重で，子宮内の在胎週数により，ほぼ決まる。従来は，在胎週数の出生時体重と比較した体重が，−10％以下をSFD（small for date）児，±10％をAFD（appropriate for date）児，+10％以上をLFD（large for date）児またはheavy for date児としていた。現在は日本小児科学会の「新しい在胎期間別出生時体格標準値」のデータと比較して，−10％（≒−1.5SD）を低出生体重児と規定している。

▶**常位胎盤早期剥離**（じょういたいばんそうきはくり）[abruptio placentae]

　胎盤に内出血（血腫）が起こり，急激な下腹部痛，わずかな外出血または貧血の進行，腹部の板状硬があり，超音波（エコー）で胎盤後血腫または胎盤の肥厚を認めることで診断される。産科的播種性血管内凝固（DIC）症候群を伴うこともある。進行例ではショックとなる。急速遂娩または緊急帝王切開の適応であるが，DICの場合にはこの治療を優先する。

▶**褥婦**（じょくふ）[woman resting after childbirth]

　出産後まもなく，まだ産褥期にある女性のこと。

▶**呻吟**（しんぎん）[moan]

　苦しそうにうめいている状態。

▶**新生児**（しんせいじ）[newborn]

　新生児期は生後28日未満である。特に生後1週間は早期新生児期という。この時期は，胎内環境から胎外環境への適応期間であり，体温調節，肺呼吸などに変化が起こる。

▶**新生児黄疸**（しんせいじおうだん）[neonatal jaundice]

　黄疸は，赤血球のヘモグロビンが壊れてできるビリルビンが血中に増加すると，皮膚や眼瞼結膜などが黄染される。正常新生児でも，生後3日目頃からみられ（生理的黄疸），約1週間程度で消失する。母乳栄養では2週間以上継続する場合がある（母乳性黄疸）が，自然に消退する。反応が鈍いなどの重症の場合には，光線療法，交換輸血などが行われる。

▶**新生児仮死**（しんせいじかし）[asphyxia of newborn]

　出生直後の新生児が，循環，呼吸，中枢神経系などに障害を呈する状態で，通常はアプガースコアで評価する。特に低酸素状態による臓器障害の一つ，低酸素性脳症の予防のために迅速に対応する必要がある。

▶**新生児メレナ**（しんせいじ―）[newborn melena]

　ビタミンKの欠乏により凝固因子が不足して消化管出血を起こし，黒

色便（メレナ）などを起こす。現在は新生児にビタミンKのシロップを投与することがほとんどである。まれに，消化管出血だけでなく，頭蓋内出血を起こす場合もある。

▶ **精神運動発達**（せいしんうんどうはったつ）[psychomotor development]
　一般に，乳幼児の運動発達は，可能な動作ができる時期が決まっており，あまりに早い場合や遅い場合には，脳神経系の発達障害を考える。言語発達は運動発達よりも，個人差が大きい。

▶ **前期破水**（ぜんきはすい）[premature rupture of the membranes：PROM]
　分娩の開始前に，水様性の帯下の持続的流出や，胎児の先進部（通常は頭部）が直接確認できる場合に考えられる。水様性の帯下の性状で判断されることもある。前期破水では子宮内感染を起こしやすいので，妊娠週数や感染徴候などで対応が異なる。分娩後の新生児管理でも，前期破水の有無は重要な情報である。

▶ **染色体異常**（せんしょくたいいじょう）[chromosomal aberration]
　ヒトは22対の常染色体と，1対の性染色体がある（合計46本）。染色体の数または構造に異常がみられること。染色体の数の異常（多い，少ない）や構造の一部の異常（欠損，転座，挿入など）がある。

▶ **前置胎盤**（ぜんちたいばん）[placenta previa]
　胎盤が子宮下部に発育し，子宮口の一部（辺縁前置胎盤）または全部（全前置胎盤）に存在する状態。辺縁前置胎盤では，子宮口の拡大で改善され経腟分娩が可能となることもあるが，全前置胎盤では主に帝王切開での分娩となる。

▶ **先天異常**（せんてんいじょう）[congenital anomaly]
　出生時に認められる，肉体的・精神的異常であり，特異性や形態異常，病気などを含む。遺伝性の場合もあるが，必ずしも遺伝性のものだけではない。

▶ **先天性心疾患**（せんてんせいしんしっかん）[congenital heart disease]
　生下時より存在する，心臓の形態異常のこと。胎児のうちは，卵円孔と動脈管が開いているので，胎盤でのガス交換で母体から供給された酸素は，胎児の体内に行き渡る。生後，卵円孔と動脈管が閉鎖するため，肺循環で十分に酸素化された血液が，そのまま体循環に，静脈血（酸素が少ない血液）と混合しないで体内に行き渡る必要がある。多くは，静脈血と動脈血が混合する部位が残存あるいは構造異常（奇形）があるため，出生後チアノーゼ，心不全，哺乳力低下，呼吸困難や成長後の肺高血圧などの症状が出ることがある。主なものは，心房中隔欠損症

（ASD），心室中隔欠損症（VSD），動脈管開存症（PDA），ファロー四徴症だが，その他にも多くある。

▶**先天性風疹症候群（せんてんせいふうしんしょうこうぐん）[congenital rubella syndrome]**

妊娠初期に，妊婦が風疹にかかり，生まれた児に白内障，小眼球，網膜障害，聴力障害，動脈管開存（PDA），心房中隔欠損症（ASD），心室中隔欠損症（VSD）などの先天異常がみられる。

▶**早産（そうざん）[premature labor]**

妊娠22〜37週未満での分娩のこと。胎児の発育が未熟のため様々な合併症が起こりやすい。早産の既往や，子宮内感染症，頸管無力症，多胎妊娠，やせ，喫煙，ストレスなどが誘因となりやすい。

▶**双胎妊娠（そうたいにんしん）[twin pregnancy]**

通常は胎児は1人（単胎妊娠）だが，2人の妊娠のこと。3人は品胎であり，2人以上を多胎妊娠とよぶ。通常では品胎以上の多胎妊娠はまれであり，不妊治療による人工的なものであることが多い。

▶**胎位（たいい）[presentation]**

胎児が子宮内で占める位置のことで，分娩時には子宮内の胎児の縦軸と母体の骨盤の縦軸の関係である。分娩時に，胎児の頭部が下部になり両軸が平行であるのが正常であり，胎児軸の方向で，骨盤位（胎児頭部が子宮口と反対），横位，斜位などの異常がある。

▶**胎向（たいこう）[fetal position]**

胎児の背中の，母体の左右・前後に対する向きのこと。頭位では背中の左右は影響がない。

▶**胎児機能不全（たいじきのうふぜん）[non-reassuring fetal status:NRFS]**

妊娠中および分娩中に胎児の状態を評価する臨床検査で「正常ではない所見」があり，胎児の健康に問題がある，あるいは将来問題が生じるかもしれないと判断された状態のことである。主に胎児心拍数モニタリングにより判断されることが多い。

▶**胎勢（たいせい）[attitude]**

分娩時における胎児の姿勢。下顎が胸壁に接し，脊柱が軽度前彎しているのが正常。下顎が胸壁を離れ，児頭や脊柱が伸展・後彎する程度によって頭頂位→前頭位→額位→顔位となり，難産になりやすい。

▶**胎便吸引症候群（たいべんきゅういんしょうこうぐん）[meconium aspiration syndrome : MAS]**

胎内あるいは出生直後に，胎便に汚染された羊水を気道内に吸引する

ことで起こる状態。多呼吸，チアノーゼなどを示し，胸郭が著しく膨らむ。

▶ **ダウン症候群**（―しょうこうぐん）[Down syndrome]
　21番染色体が3本存在する染色体異常。目と目の感覚が開く，目じりがつり上がるなどの身体の特徴がみられる。先天性の内臓奇形の合併などがあり，精神運動発達遅滞がみられるが，教育によりIQ 100程度までになることもある。染色体が3本あることをトリソミーという。

▶ **帝王切開**（ていおうせっかい）[caesarean section]
　自然分娩では母体や胎児に障害があると判断された場合に，母体の開腹手術により，胎児を取り出す出産。

▶ **低出生体重児**（ていしゅっせいたいじゅうじ）[low birth weight infant]
　出生体重が2500g未満の新生児。在胎週数は関係ないが，通常は早産や子宮内発育不全などの場合が多い。また，37週未満での出生児も合わせて「未熟児」とよばれることがある。出生体重が1500g未満を「極低出生体重児」，1000g未満を「超低出生体重児」とよぶ。

▶ **TTN**（ティーティーエヌ）[transient tachypnea of the newborn]
　新生児一過性多呼吸のことで，出生直後に肺胞内の羊水を吸収できないため，呼吸窮迫の症状を呈する状態。多くは34週以後に出生した新生児にみられる。

▶ **停留精巣**（ていりゅうせいそう）[retentio testis]
　胎児の精巣（睾丸）は腹腔内で発生し，成長に伴って鼠径部を通り（精巣下降），新生児では陰嚢内に入っている。まれに，精巣が腹腔内や鼠径部にとどまることがあり，体温が高いため精子形成能力が低下し，将来悪性腫瘍化することもあるので，4〜5歳までに陰嚢内に下ろす処置を行う必要がある。

▶ **頭血腫**（とうけっしゅ）[cephalohematoma]
　分娩時の胎児頭部が産道通過時に外力を受け，骨膜の一部が剥離して血腫となったもの。骨縫合を越えることはない。吸引分娩，鉗子分娩で生じることが多いが，生後数週〜数か月で自然に消失する。

▶ **TORCH症候群**（トーチしょうこうぐん）[TORCH syndrome]
　妊娠中に感染すると，母体の症状は軽症でも，胎児には先天異常または重篤となる可能性のある，①toxoplasmosis（トキソプラズマ症），②other agents（多くの感染：B型肝炎ウイルス，コクサッキーウイルス，EBウイルス，水痘・帯状疱疹ウイルスなど），③rubella（風疹），④cytomegalovirus（サイトメガロウイルス），⑤herpes simplex virus（単

純ヘルペスウイルス）による感染症。近年は，個々の感染ウイルスで分類することが多く，使用することは少なくなっている。

▶吐乳（とにゅう）[milk vomiting]
　乳児が飲んだミルクなどを吐き出してしまうこと。通常は問題ではないが，授乳後時間がたってから吐く場合，胆汁が混じっている場合，しだいに吐く間隔が短くなり，噴水状に吐く場合には，肥厚性幽門狭窄症などを疑う。

▶妊娠（にんしん）[pregnancy]
　母親の胎内で，胎児が成長する過程。母親とは，臍帯により物理的に連結し，胎盤を介して，物質の交換を行う。受精卵が子宮壁に着床することで開始し，子宮内で胎児として成長し，出産によって終了する。妊娠，出産は病気ではない。

▶妊娠高血圧症候群（にんしんこうけつあつしょうこうぐん）[pregnancy induced hypertension : PIH]
　妊娠20週～分娩12週までの期間に，高血圧（または高血圧に伴うたんぱく尿）が認められ，単なる合併症ではないこと。妊娠前からの，肥満，糖尿病，高血圧の妊婦に多い。胎盤，胎児などの異常が起こりやすい。悪化すると子癇発作を起こす。

▶妊娠週数（にんしんしゅうすう）[gestation]
　妊娠は月数と週数の数え方があり，現在は週で数えることが多い。週数の場合は「満」で数え，月数は「数え」で数える。最終月経開始日が妊娠0日となり，37～41週（259～293日）までの間の出産が正期産となる。22～36週までを早産，42週以降は過期産となる。

▶妊娠中毒症（にんしんちゅうどくしょう）[toxemia of pregnancy]
　妊娠高血圧症候群に改称された。

▶妊娠徴候（にんしんちょうこう）[pregnancy symptoms]
　妊娠による母体の変化であり，胎児の存在により引き起こされる症状。妊娠により，月経は止まり，体温が高くなる。通常，むかつき，吐き気などの悪阻（つわり）が始まる。乳房は腫脹・拡大し，乳首が敏感になる。子宮が大きくなるため，腹部が大きくなり，膣や外陰部は色素が沈着し，柔らかくなる。皮膚も色素沈着が進み，食べ物の好みが急変することもある。血液量の増加と横隔膜の腹部からの圧迫により，心臓への負担が増加し息苦しくなる。骨のカルシウムをはじめ，新陳代謝が亢進するため，鉄分やビタミン類などの栄養素の欠乏が起こりやすくなる。

▶肥厚性幽門狭窄症（ひこうせいゆうもんきょうさくしょう）[hypertrophic

pyloric stenosis]

　胃の出口にある幽門部の筋肉が異常に厚くなり，通過が悪くなるため，ミルクなどを嘔吐するようになる。肥厚した筋肉に切開を行うことが多い。

▶ヒト絨毛性ゴナドトロピン（―じゅうもうせい―）[human chorionic gonadotropin：hCG]

　胎盤では，絨毛が母体血内に入り込んでいる。hCGは，絨毛内の細胞から，妊娠8〜10週をピークに産生される。妊娠4週頃に母体尿中に現れるので初期の妊娠判定に使用される。

▶ヒルシュスプルング病（―びょう）[Hirschsprung disease]

　肛門からS状結腸のあたりで，腸の動きを制御する神経節細胞が発生しない場合は，消化管の拡張が抑制され，便の通過障害が起こる。このため，その口側（上部側）が大きくなるので，先天性巨大結腸症ということもある。

▶不妊（ふにん）[infertility]

　妊娠可能な女性が，妊娠できないこと。結婚後2年以上避妊せずに正常な性生活が行われても妊娠しない場合をいう。原因の約半数は男性にある。

▶分娩（ぶんべん）[delivery]

　胎児および付属物を母体外に娩出し，妊娠を終了する過程のこと。妊娠37〜42週未満で終了するのが正期産である。分娩の3要素は，娩出力，産道，娩出物である。娩出力は，陣痛（子宮の収縮）と腹圧である。産道は，骨盤（寛骨，仙骨，尾骨）で構成される骨産道と，子宮下部・子宮頸部・腟・外陰部で構成される軟産道によりできている。娩出物は胎児や胎盤である。これらの状態により分娩進行が制御される。通常の分娩時間は，初産婦で15時間程度，経産婦で8時間程度であるが，個人差が大きい。

▶HELLP症候群（ヘルプしょうこうぐん）[HELLP syndrome]

　妊娠高血圧腎症の妊婦で，主に妊娠27〜37週に，突然の上腹部痛，疲労感・倦怠感，悪心・嘔吐を示すもの。検査結果で，溶血を示す血清ビリルビン値＞12mg/dL，血清LDH＞600U/L，病的赤血球の出現があり，肝機能で血清AST＞70U/L，血小板数＜10万/mm^{3}の血小板減少の場合に診断される。原因は不明。

▶胞状奇胎（ほうじょうきたい）[hydatidiform mole]

　胎盤をつくる絨毛細胞の異常の一つ。絨毛が2mm以上に膨大し，白

い房のようになる。正常妊娠ではなく，hCGの高値，重度のつわりなどがある。子宮内搔爬術で子宮内容物を除去する。

▶ **帽状腱膜下血腫**（ぼうじょうけんまくかけっしゅ）[subaponeurotic hematoma]

吸引分娩や鉗子分娩で，頭皮下の帽状腱膜と骨膜間に出血が起こることがある。生後，骨縫合を越えて拡大することがある。貧血やショック状態になることもあり，播種性血管内凝固（DIC）症候群を引き起こす場合がある。強い黄疸となることもあり治療が必要となる。生後1～2か月で消失する。

▶ **モロー反射**（―はんしゃ）[Moro reflex]

乳児にみられる脳幹レベルの正常反射で，出生直後から生後4か月程度まで認められる。

▶ **無呼吸発作**（むこきゅうほっさ）[apneic attack]

新生児が，20秒以上呼吸を停止する，または20秒以内でも徐脈や低酸素状態を伴うもの。低酸素状態は，経皮的酸素飽和度モニター値（SpO_2値）の低下として確認することができる。新生児の脳の未熟性やその他の中枢神経系や代謝系の異常，消化器系の異常でみられる。

▶ **羊水過少**（ようすいかしょう）[oligohydramnios]

羊水が異常に少ないことで，一般的には100mL以下の場合を示す。胎児尿の減少や羊水の漏れなどが原因で，特に前期破水によることが多い。

▶ **羊水過多**（ようすいかた）[polyhydramnios]

妊娠期間中の一般的には羊水が800mL以上をいう。これにより子宮が増大し，腹部膨満や呼吸困難などの症状がある場合を羊水過多症という。胎児側では，消化管閉鎖などの先天異常，母体側では心疾患や糖尿病などが原因となると考えられる。

▶ **流産**（りゅうざん）[abortion]

妊娠22週未満で分娩が起こってしまうこと。早期流産（妊娠12週未満）と後期流産（妊娠12週以降）に分けられる。また，自然に妊娠が中断されるものを自然流産，人工的に中断するものを人工流産という。流産の原因は，早期では胎児側に多く，後期では母体側に多い。

5　皮膚の症状・診察の用語

【症例7】
・患者：28歳，女性

・主訴：胸部の水疱
・既往歴：なし
・生活歴：特になし。来院前3か月での海外渡航歴なし。
・現病歴：3日前より，左後部の胸壁に小さな水疱が帯状に現れてきた。発熱はなく，水疱部は疼痛がひどく，下着との接触でも痛みが増強するということで，本日受診し，帯状疱疹と診断された。

【用語の解説】

発疹，皮膚に関連する用語を解説する。

▶ 黄疸（おうだん）[jaundice]

ビリルビンが血液や組織に増加し，皮膚や粘膜が黄色になった状態。皮膚や眼球の角膜周囲の白い強膜部分も黄染する。肝臓や胆嚢などの異常や赤血球の破壊が亢進する場合にみられる。

▶ ガングリオン [ganglion]

手や足の関節周囲で，関節や腱の表面から皮膚を押し上げ，皮膚表面が半球状に隆起して見える状態。内部はゼリー状の物質が袋に包まれ，皮膚と結合せずに増大する。圧痛や運動痛をきたすことがある。

▶ 血管腫（けっかんしゅ）[hemangioma]

血管の豊富な組織からできている腫瘍状の組織。通常は毛細血管や静脈が集合したもの。最も多いのは単純性血管腫（赤あざ）で，膨大するものもある。

▶ 紅斑（こうはん）[erythema]

皮膚の表面が限局性に紅色を帯びたもの。真皮乳頭部の血管の充血によるもので，圧迫により色は薄くなる。

▶ 紫斑（しはん）[purpura]

皮膚や粘膜内での出血により，皮膚に見える赤紫色の斑点。点状と斑状の出血がある。このような紫斑が主な症状の疾患を紫斑病という。

▶ 褥瘡（じょくそう）[decubitus]

いわゆる「とこずれ」のこと。圧迫されることで血流が低下した皮膚や皮下組織が壊死した状態。長期間の臥床患者の骨の突出した部位（腰部，仙骨部，肩甲部など）に起こることが多く，予防のために体位変換を定期的に行う必要がある。

▶ 蕁麻疹（じんましん）[urticaria]

かゆみを伴った境界が明瞭な膨疹。通常，数分〜数時間で消退する。ヒスタミンが血管から組織内に漏出することで起こり，多くは反復する。

人工蕁麻疹は，圧迫や摩擦などで，発赤して膨隆する。

▶**水疱（すいほう）[bulla]**
表皮の内部または表皮と真皮の間などの空間に血漿などの液体が貯留したもの。

▶**瘙痒（そうよう）[itching]**
かゆいこと。

▶**帯状疱疹（たいじょうほうしん）[herpes zoster]**
水痘・帯状疱疹ウイルスの初感染時（水痘）に知覚神経節に潜伏したウイルスが，過労や免疫が低下すると再度活性化し，その知覚神経節の分布範囲に痛みを伴う水疱や発疹が現れるもの。帯状ヘルペスともいう。神経痛が残ることもある。

▶**脱水（だっすい）[dehydration]**
身体の水分が著しく減少した状態。皮膚は乾燥し，重症脱水ではつまんだ皮膚が元に戻らない（ツルゴール低下）。口渇・口唇の乾燥，尿量の減少，頭痛，全身倦怠感，食欲不振，めまい，嘔気・嘔吐などが起こり，意識障害をきたすこともある。成人では体重の60％，乳児では60～70％が水分である。

▶**チアノーゼ[cyanosis]**
皮膚や粘膜が暗紫色となった状態。皮膚や粘膜直下の毛細血管内の酸素と結合していないヘモグロビン量が増加（5g/100mL以上）した場合に口唇，爪床，眼瞼結膜などにみられる。貧血ではヘモグロビンの量が少ないのでチアノーゼは現れにくい。

▶**点状出血（てんじょうしゅっけつ）[petechial bleeding]**
直径2mm以下の小さな出血巣が皮膚，粘膜などの表面近くに起こるもの。

▶**熱傷（ねっしょう）[burn]**
「やけど」のこと。熱や蒸気，高温の物などに触れ，皮膚および皮下組織が障害を起こすこと。熱傷の深さにより，Ⅰ度（表皮まで傷害），Ⅱ度（浅達，真皮表層まで傷害），Ⅱ度（深達，真皮深層まで傷害），Ⅲ度（真皮全層・皮下組織まで傷害）に分類される。

▶**膿疱（のうほう）[pustule]**
水疱の中が膿（うみ）である。外観は，黄～灰白色のことが多い。

▶**斑状出血（はんじょうしゅっけつ）[ecchymosis]**
点状出血（直径2mm以下）より大きな出血巣が皮膚の表面近くに起きたもの。

▶**皮下気腫**（ひかきしゅ）[subcutaneous emphysema]

　空気が皮下組織に侵入して皮膚がびまん性（広範囲に存在すること）に膨張した状態。通常痛みはないが，圧迫すると痛み（圧痛）があり，触診では特有な「パチパチ」という音（捻髪音）が聞かれる。肺，気管，食道などの外傷による損傷の際にみられる。

▶**皮膚潰瘍**（ひふかいよう）[skin ulcer]

　種々の原因で，皮膚の傷の一部が修復されずに欠損している状態。動脈性の潰瘍では，栄養や酸素が不足し回復が悪く，静脈性の潰瘍では，血液の戻りが悪いために炎症などを起こすことで回復が遅れる。原因により治療法は異なるが，治療期間は長い。

▶**浮腫**（ふしゅ）[edema]

　血液と組織間液のバランスが障害され，組織間隙に水分がたまった状態（むくみ）。心臓や腎臓の病気などでみられる。浮腫のある場所を押して皮膚が戻らない状態（圧痕状態）はpitting edemaと表現される。

▶**発疹**（ほっしん）[eruption]

　皮膚にできる病変全般を示す。疾患により特有の形態の皮疹ともいわれる。形態的，色彩的な区分と発生した部位，かゆみの有無などで区別される。主な原発疹の種類を**表1-9**に，原発疹に続いて起こる続発疹を**表1-10**に示す。

▶**母斑**（ぼはん）[nevus]

　皮膚の先天性の異常で，皮膚組織の増殖や萎縮による。一般的には，あざ，ほくろの多くが含まれる。主に色彩または突出の有無（いぼ）で区別される。皮膚以外の内臓などにも同様な病変が損じる場合を母斑症という。

▶**疣贅**（ゆうぜい）[verruca]

　いわゆる「いぼ」のこと。皮膚の表面の小さな丸い硬い突起物。

▶**レイノー症状**（―しょうじょう）[Raynaud's symptom]

　手指の末端の小動脈が，寒冷にさらされると発作的に攣縮を起こし，蒼白から紫色などへの色調変化をきたす。徐々に元の赤色に戻る。膠原病や，振動工具を継続使用することによるものなど，原因が明らかな場合もある。

表1-9 主な原発疹の種類

種類（よび方（英語名））	状態
斑〔はん（macule）〕	表面が平坦で，限局した皮疹。紅斑（erythema），紫斑（purpura），白斑（vitiligo），色素斑（pigment freckle）など
腫瘤〔しゅりゅう（mass）〕	はれたもの。こぶ
丘疹〔きゅうしん（papule）〕	皮膚表面が半球状に盛り上がったもの（半径1cm程度以下）
結節〔けっせつ（node, tubercle）〕	皮膚表面が半球状に盛り上がったもの（半径1cm程度以上）
水疱〔すいほう（bulla）〕	表皮と真皮の間に液体がたまった状態で，皮膚が隆起しているもの
膿疱〔のうほう（pustule）〕	表皮内に膿（うみ）がたまった状態で，表面より隆起しているもの
囊胞〔のうほう（cyst）〕	固有の単層上皮に覆われた液状成分により周囲から球状に隆起しているもの
膨疹〔ぼうしん（wheal）〕	真皮の上に，一過性の液体貯留ができ浮腫となり，表面より隆起しているもので，蕁麻疹でみられる

表1-10 主な続発疹の種類

種類（よび方（英語名））	状態
表皮剥離〔ひょうひはくり（epidermolysis）〕	薄くなった皮膚が，わずかな外力ではがれてしまうこと
糜爛〔びらん（erosion）〕	表皮の一部がはがれ，赤くなった状態で，表面よりくぼんでいるもの
潰瘍〔かいよう（ulcer）〕	真皮や皮下組織まで欠損が起こった状態で，皮膚よりくぼんでいるもの
膿瘍〔のうよう（abscess）〕	化膿することで，限局性に膿（うみ）がたまった状態
亀裂〔きれつ（crack）〕	皮膚が線状に切れ，細い裂け目ができ，表面よりくぼんでいるもの
鱗屑〔りんせつ（dander）〕	角質が白い「ふけ」のようにはがれ落ちてくる状態で，発疹の上にのっているもの
痂皮〔かひ（eschar）〕	血液成分が乾燥し，表面に付着し，発疹の上にのっているもの
瘢痕〔はんこん（scar）〕	いわゆる傷あとで，若い結合組織（肉芽組織）が線維化して，収縮したもの
萎縮〔いしゅく（atrophy）〕	細胞の大きさが小さくなり，併せて集合体である組織が収縮したもの
色素沈着〔しきそちんちゃく（pigmentation）〕	表皮およびその下部の細胞に色素が貯留し，皮膚の色調が変化すること

6 精神の症状・診察の用語

【症例8】
- 患者：40歳，男性
- 主訴：不眠，不安
- 既往歴：高血圧
- 生活歴：たばこ20本/日，ビール１本/日
- 現病歴：１か月前から，夜の寝つきが悪くなり，お酒を飲んでもあまり酔うことがなくなり，仕事の進捗が悪くなってきていた。また，仕事をしていても，うまくいかないのではないかとの不安がつのり，帰宅後も心配な状態が続いている。不眠が継続し，不安の程度も激しくなったため受診することとした。

　受診時，抑うつ状態の症状を呈しているため，投薬しながら診断をしていくことにした。

【用語の解説】

　統合失調症，双極性障害，気分障害，摂食障害，睡眠障害，精神遅滞に関連する用語を解説する。

▶IQ（アイキュー）［intelligence quotient］
　知能検査の結果を表す方法の一つで，実年齢と知能年齢の差を基準に求める指数。中央値は100で，従来の知能指数は「精神年齢 ÷ 生活年齢 × 100」の式で算出される。知能指数は100に近いほど出現率が高い（70～130の間に約95％が含まれる）。50～70を軽度知的障害，35～50を中度知的障害，20～35を重度知的障害と判断してきた。近年では，同年齢集団内での位置を基準とした標準得点として「偏差知能指数［deviation IQ］」が使用される。DIQは，（個人の得点 － 同じ年齢集団の平均）÷（［1/15または1/16］× 同じ年齢集団の標準偏差）＋ 100　で計算される。

▶アスペルガー症候群（―しょうこうぐん）［Asperger's syndrome］
　知的障害や言語的コミュニケーションの障害を伴わない自閉症の一種。生まれながらの脳の機能障害が原因による発達障害の一つで，言葉や知的能力に遅れはないが，対人関係がうまく築けない。記憶力や言語能力が高く，芸術や研究などの分野で活躍する人もいる。

▶ADHD（エイディーエイチディー）［attention-deficit/hyperactivity disorder］
　注意欠陥多動性障害で，幼児期に現れる発達障害の一つ。注意力散漫

と多動・多弁，衝動的な行動が特徴で，このため学習障害となる。

▶解離性健忘（かいりせいけんぼう）[dissociative amnesia]

ある心的なストレスを契機に，出来事の記憶をなくすこと。多くは数日で思い出す。

▶解離性昏迷（かいりせいこんめい）[dissociative obfuscation]

身体を動かすことができず，言葉もかわせない状態。

▶解離性障害（かいりせいしょうがい）[dissociative disorder]

意識，記憶，感覚，同一性，身体のコントロールなどの統合ができない状態で，自分が自分であるという感覚がない。ある記憶がまったくなくなる，カプセルの中にいるようで現実感がない，いつの間にか自分の知らない場所にいるなどの状況がある。自分の中にいくつもの人格が存在し現れるものが多重人格障害（解離性同一障害）である。解離性健忘，解離性遁走，カタレプシー，解離性昏迷，離人症，解離性てんかん，ヒステリー性運動失調症，心因性難聴なども解離性障害に含まれる。

▶解離性てんかん（かいりせい―）[dissociative epilepsy]

心理的原因で，昏睡状態になること。身体が動かなくなる。

▶解離性遁走（かいりせいとんそう）[dissociative fugue]

自分がだれかわからなくなり，失踪して新たな生活を行う。

▶過食症（かしょくしょう）[bulimia]

心の障害から，食べずにはいられない状態。過食は慢性化するが，食べて吐くことを繰り返す場合もある。思春期の女性に多い。

▶カタレプシー[catalepsy]

身体が動かなくなること。

▶気分障害（きぶんしょうがい）[mood disorders]

躁状態や抑うつ状態など，気分の変化が繰り返されること自体を苦痛として，日常生活に障害をきたす精神状態全般のこと。気分や意欲の激しい変化のため，不眠，食欲低下などの身体症状の変化が日常生活に影響を及ぼす結果となる。

▶軽躁状態（けいそうじょうたい）[hypomania]

躁状態のように周囲に迷惑はかけないが，通常時よりもやや高揚している気分や行動をとっていると感じられる状態。躁状態でも軽躁状態でも本人は認識がなく，気分爽快で調子がよいと感じている。

▶幻覚（げんかく）[hallucination]

実際にはないものをあるとすること。幻聴が多く，幻視もある。

▶健忘性障害（けんぼうせいしょうがい）[amnestic disorder]

一時的なもの忘れとは異なり，日常生活が困難になるほどの記憶の障害。記憶できない内容が，障害発生前の事項か後の事項か，無意識に作話（つくり話）で補完してしまうかどうか，記憶障害の持続が一過性か慢性的（1か月以上）かなどで分類される。

▶広汎性発達障害（こうはんせいはったつしょうがい）[pervasive developmental disorders]

知的障害を伴う，自閉症，アスペルガー症候群，レット症候群などの発達障害をまとめたもの。生下時からの脳の障害による対人関係構築や社会性の障害が特徴的。

▶自殺念慮（じさつねんりょ）[suicidal ideation]

自殺をしたいという強い考えや自殺衝動が，思考のすべてを支配する状態。あるきっかけで，突然「自殺したい」という衝動が発生することもある。うつ病，うつ状態によくみられる。

▶自閉（じへい）[autism]

他人との交流を避け，家などにひきこもりになること。

▶社交不安障害（しゃこうふあんしょうがい）[social anxiety disorder]

人前での発言や初対面での挨拶（あいさつ）などの際に，通常時以上に極度の緊張や不安を感じるため，そのような状況を避けようとして社会生活に不都合が生じる状態となること。

▶自律神経失調症（じりつしんけいしっちょうしょう）[autonomic imbalance]

多彩な症状を訴えるもので，だるさ，めまい，集中力の低下などの症状の原因が明確にならない場合に使用されることが多い。その他の症状に，息苦しさ，咳，食欲不振，肩こり，頻尿などがある。

▶心因性難聴（しんいんせいなんちょう）[psychogenic hearing loss]

聴力に関連する器官に異常がないにもかかわらず，聴力検査で難聴とされる状態。

▶心因性反応（しんいんせいはんのう）[psychogenic reaction]

激しい失意，不満，感情的衝撃，ストレスなどの心的要因によって起こった精神の強い反応で，一時的な肉体的疾患や故障や，あるいは精神異常，あるいは異常行動を示すものある。ヒステリーなどが含まれる。

▶神経症（しんけいしょう）[neurosis]

いわゆるノイローゼのことで，不安神経症，脅迫神経症，恐怖症などである。神経症性障害とよばれることもあり，神経的な不安が中心で，心理的要因で引き起こされる心身の障害である。通常，本人に病識があり，人格への影響はない。

▶神経性食欲(思)不振症（しんけいせいしょくよく（し）ふしんしょう）[anorexia nervosa]

　思春期の女性に多い食欲の極度な低下（不振）症で，明らかな器官の障害はなく，極度にやせ，月経がなくなっても摂食を拒否する。病気であるという意識（病識）がない。摂食障害の代表例である。

▶心身症（しんしんしょう）[psycho-somatic disorder]

　心理的な原因で，特定の器官に限定した症状が現れる状態。過換気症候群，過敏性大腸炎，頻脈発作，狭心症，頭痛など，多くの器官で，多彩な症状・障害が起こる。

▶身体表現性障害（しんたいひょうげんせいしょうがい）[somatoform disorder]

　診察や検査からは特に異常が見つからないにもかかわらず，様々な身体症状が持続する状態。詐病（仮病のこと）ではなく，本人は真剣に重症な病気であると思い込み，社会生活に障害をきたしている。

▶睡眠時無呼吸症候群（すいみんじむこきゅうしょうこうぐん）[sleep apnea syndrome]

　睡眠中に呼吸の停止を繰り返す病気で，不眠症や過眠症を起こすことがある。

▶睡眠障害（すいみんしょうがい）[sleep disorders]

　一般的に正常と思われる睡眠がとれない状態で，眠りが浅い，すぐに目覚める，寝つきが悪い，睡眠時間が不足していると感じるなどの症状がある。このため，覚醒時に集中力が低下する，急に眠くなることなどが起こる。特殊な睡眠障害として，睡眠時無呼吸症候群やナルコレプシーなどもある。

▶精神遅滞（せいしんちたい）[mental retardation]

　かつては精神薄弱といわれた概念で，法令上は「知的発達障害」「知的障害」が用いられている。知的能力の発達が遅滞し，知的作業や学習，年齢に応じた社会生活が困難となった状態で，評価方法として知能指数（IQ）がある。知能が発達した後に低下するものは認知症。

▶性同一性障害（せいどういつせいしょうがい）[gender identity disorder]

　生物学的性別と自分が認識している性別が一致していないこと。同性愛とは異なる。

▶摂食障害（せっしょくしょうがい）[eating disorder]

　身体的な障害がないにもかかわらず，食事が摂れないあるいは食べすぎてしまうなど，食欲のコントロールができない状態。神経性食欲（思）不振症，過食症などがある。

Ⅱ 診療内容を表す用語

▶双極性障害（そうきょくせいしょうがい）[bipolar disorder]
　気分が異常に高揚し，興奮し調子が上がり，偉くなったように感じる，話が止まらない，考えがわき出す，落ち着いていられないなどの躁状態（躁病エピソード）と，気分が落ち込む抑うつ気分が続き（およそ1か月以上），すべてに興味や楽しみがなくなる（興味・喜びの喪失）うつ状態が，繰り返し起こること。以前は「躁うつ病」とよばれていた。躁状態では，多弁となり周囲に休みなく話続け，周囲の人が疲労し，活動的すぎるが，一つに集中できず，まとめることができない。うつ状態では，睡眠障害，食欲の減退，やる気が出ない，自責感，自殺念慮などがみられる。うつ状態がみられ，加えて躁状態が起こる場合が「双極Ⅰ型障害」で，うつ状態がみられ，軽躁状態が起こる場合を「双極Ⅱ型障害」と分類される。

▶多弁（たべん）[hyperlogia]
　よくしゃべる，饒舌，口数が多いなどのこと。

▶チック [tic]
　早く，反復する身体の各部分の律動的な筋肉の無目的な動きで，顔面によく認められる。言葉を連続して発することなどもある。症状は目立つが，日常生活に支障はない。幼児期から学童期に発症し，男児に多く，心理的背景の影響から発症することもある。通常は治療の必要はない。

▶痴呆（ちほう）[dementia]
　普通に発達した知能が，脳の病気により低下した（回復しない）状態。現在は「認知症」という。

▶適応障害（てきおうしょうがい）[adjustment disorder]
　明確な心理的・社会的なストレスがあり，感情や行動に障害をきたす状態。夫婦関係，親子関係，社会的な行動でのストレスなど，要因となる事項は幅広い。抑うつ状態，絶望感，不安感や，極度な心配や過敏反応などがみられ，社会的規範に反する行為を行う場合もありうる。

▶てんかん [epilepsy]
　症状は多様で，突然起こり短時間で回復する発作である。全般発作と部分発作がある。強直性間代発作は大発作といい，意識消失，四肢が硬直し，強直痙攣を起こす代表的な全般発作。欠神発作は，瞬間的に意識消失をきたし，小児に多く，全般発作の一つ。部分発作は，発作中の意識の有無で，単純部分発作と複雑部分発作に分けられる。

▶統合失調症（とうごうしっちょうしょう）[schizophrenia]
　感覚や思考，行動にまとまりがなくなり，経過中に幻覚や妄想，無為

や自閉などがみられる精神疾患。以前は精神分裂症といわれた。

▶ナルコレプシー [narcolepsy]
　覚醒中に急に眠気が強くなり，居眠りや睡眠が発作的に起こる疾患。睡眠発作以外に，ある感情をきっかけに，手足の筋などの脱力が突然生じる情動脱力発作がある。

▶パーソナリティ障害（―しょうがい）[personality disorder]
　一般的には人格障害とよばれる場合がある。個人のパーソナリティ（性格）には，日常生活に障害のない範囲の幅は存在するが，性格に基づく対応や応答のしかたが日常生活や人間関係に障害となる影響を及ぼす場合をパーソナリティ障害としている。

▶発達障害（はったつしょうがい）[developmental disorder]
　「発達障害者支援法」での定義は，「自閉症，アスペルガー症候群，注意欠陥多動性障害（ADHD）などに類する脳機能の障害で，その症状が通常低年齢で発現するもの」とされている。発達障害児では，コミュニケーションや対人関係構築に障害がある（広汎性発達障害），落ち着きがない（ADHD），読み書きのなかの特定分野が苦手（学習障害（LD））などがあり，生下時からの脳機能障害である。

▶パニック障害（―しょうがい）[panic disorder]
　突然の息切れ，めまいが繰り返し起こる精神的障害。人間関係のストレスが原因のことが多いが，発作自体が起こることを恐れる「予期不安」や公共の場所での発作的発症を避けるための「広場恐怖」などもある。

▶ヒステリー性運動失調症（―せいうんどうしっちょうしょう）[hysterical ataxy]
　ヒステリーは，心の障害の自己防衛反応として起こる症状で，運動障害は，意識して統一された運動ができなくなること。

▶PTSD（ピーティーエスディー）[posttraumatic stress disorder]
　心的外傷後ストレス障害のこと。限界を超えた忍耐を強いられた体験などの後に起こる，心身の障害。不安，うつ状態，パニック状態，フラッシュバックなどの症状が代表的。

▶不安障害（ふあんしょうがい）[anxiety disorder]
　不安感が強く継続または頻回に繰り返す状態で，不安により，発汗，動悸，胸痛，めまい，不眠，下痢などの身体症状が強くみられ，日常生活に障害をきたすようになること。社交不安障害，パニック障害，心的外傷後ストレス障害（PTSD）なども含まれる。

▶フラッシュバック [flashback]

過去の出来事や情景がはっきりと思い起こされる現象。麻薬などの常用者が長期間使用をやめた後に，精神的ストレスなどで，麻薬使用時と同様の幻覚などを引き起こすときにもいう。

▶認知障害（にんちしょうがい）[cognitive disorder]
認識と理解を行う大脳の前頭葉の機能障害で，記憶すること，計画すること，判断することなどが障害される。

▶無為（むい）[abulia]
意欲が低下し，何もしないでぶらぶらしていること。

▶妄想（もうそう）[delusion]
現実にはないことを本当だと思い込むこと。他人による訂正は不可能で，自分に関係した被害であると確信する被害妄想，だれかに監視されていると思い込む注察妄想などがある。

▶抑うつ状態（よく―じょうたい）[depressive state]
うつ病と明確に判断される状態までは落ち込みがない状態。気分の落ち込む期間が短い，あるいは回復が短期間である。

▶離人症（りじんしょう）[depersonalization]
自分を自分と思わなくなり，外部から自分を見ている感覚である。

▶レット症候群（―しょうこうぐん）[Rett syndrome]
女児に発症する進行性の神経障害で，目的のある手の行動，歩行，会話などが困難になる。手をもみ合わせる行動が特徴的で，知的障害を伴い，周囲への反応が低下する。

第2章 公衆衛生・保健・福祉・介護に使われる基本用語

　保健・福祉・介護は，「日本国憲法」第25条の「すべて国民は，健康で文化的な最低限度の生活を営む権利を有する。国は，すべての生活部面について，社会福祉，社会保障及び公衆衛生の向上及び増進に努めなければならない」に基づいており（**表2-1**），年金，医療，その他の福祉の大きな3分野について，施策が進められている。社会保障制度では，①医療分野（医療保険，老人保健の医療給付，生活保護の医療扶助，労災保険の医療給付，結核，精神，その他の公費負担医療，保健所などが行う公衆衛生サービスに関する費用），②年金，③福祉，その他（社会福祉サービスや介護対策にかかわる費用，生活保護の医療扶助以外の各種扶助，児童手当などの各種手当，医療保険の傷病手当金，労災保険の休業補償給付，雇用保険の失業給付など）に分けられる。

A 医療保険制度の用語

　日本の健康保険制度は，「一般的には，どこにいても，どういう時間帯でも，費用の心配なく，適切なサービスが受けられること（厚生労働省）」が可能となるよう，万一の出費に備えて相互扶助の視点で整備されている。したがって，日本国民は，何らかの健康保険に「強制的」に加入する「義務」がある。日本の健康保険制度は，国民皆保険，フリーアクセス，公費を投入した社会保険方式であることなどが特徴である。

表2-1 ■ 日本の社会保障の原点—日本国憲法第25条（生存権，国の生存権保障義務）

1．すべて国民は，健康で文化的な最低限度の生活を営む権利を有する。 2．国は，すべての生活部面について，社会福祉，社会保障及び公衆衛生の向上及び増進に努めなければならない。

・2における社会保障とは「社会保険および公的扶助による国民個人に対する経済的保障」と考えられている。
・日本の社会保障制度はこの条文に基づいている。

図2-1 ■保険診療における診療報酬の流れ

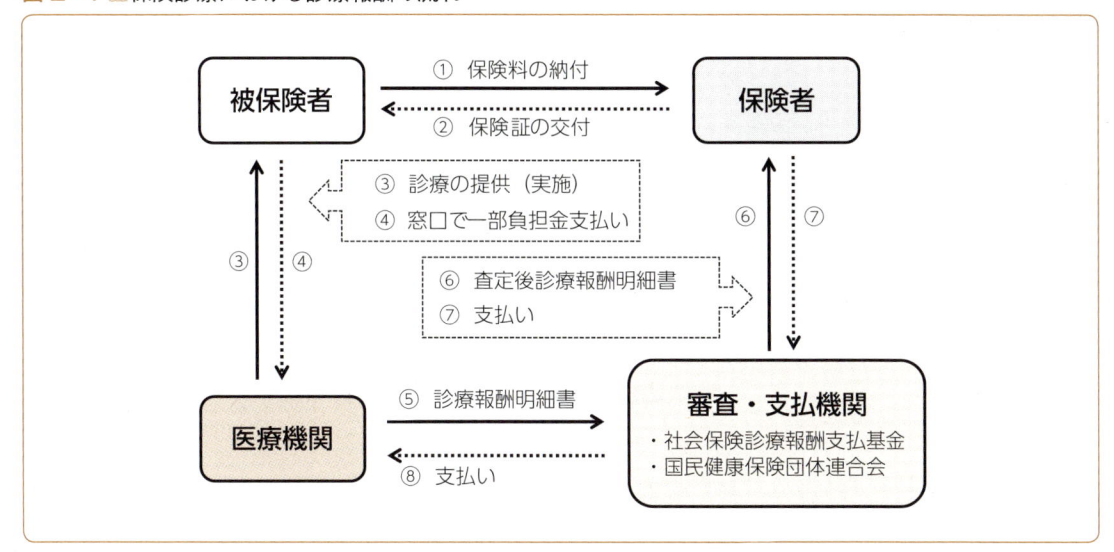

```
被保険者 ──①保険料の納付──→ 保険者
        ←─②保険証の交付──
   ↑ ↑   ③診療の提供（実施）     ↑ ↑
   │ │   ④窓口で一部負担金支払い   ⑥ ⑦
   ③ ④   ⑥査定後診療報酬明細書
          ⑦支払い
  医療機関 ──⑤診療報酬明細書──→ 審査・支払機関
          ←──⑧支払い──        ・社会保険診療報酬支払基金
                                ・国民健康保険団体連合会
```

　医療保険では，保険料を集め一部負担金以外の医療費を支払う**保険者**と，保険料を支払い医療を受けた際に一部負担金を支払う**被保険者**が必要である。医療を提供する「医療機関」と，実施した診療内容が記載された**診療報酬明細書（レセプト）**内容の確認と査定を行う**審査・支払機関**がある。通常の診療における保険料や医療費の支払いの流れを図2-1に示す。

1　日本の診療報酬制度

　日本は**国民皆保険**であり，国民は健康保険，国民健康保険，後期高齢者医療制度，経過措置としての退職者医療制度のいずれかの被保険者である。それぞれには，健康保険組合などの保険者が存在する。
　病気やけがで医療機関を受診した際には診療が行われる。診療や治療は，**診療報酬点数表**により，実施項目ごとに点数が決められており，ほぼ2年に1回，薬の価格（薬価）の変更と同時に大きな点数の改定が行われる。保険診療では1点は10円で計算される。受診者は診療を受けた内容に応じて計算された金額の原則3割相当額（10円未満四捨五入），後期高齢者医療制度では1割または3割相当額の負担金を支払う。健康保険では，診療，検査，投薬や治療材料の支給，手術，入院など，病気やけがの治療のために必要とされる医療はすべて含まれ，「医療の現物給付」とよばれる。一方，出産育児一時金や埋葬料などのお金で支給されるものを「現金給付」とよぶ。

診療報酬点数は，医療機関などの経営に大きな影響を及ぼす。診療報酬点数の改定は，厚生労働大臣が，中央社会保険医療協議会（中医協）に審議を諮問し，改定内容の答申を厚生労働大臣が官報に公示する。

医療機関は，行った診療内容を月単位で診療報酬明細書（いわゆるレセプト）として作成する。診療報酬明細書は，前月分までを原則として翌月5日または10日（審査・支払機関により異なる）までに提出しなければならない。従来は紙媒体による提出しか認められていなかったが，2003（平成15）年に電子媒体での請求が可能となり，2010（平成22）年にはオンラインでの請求が可能となった。2015（平成27）年4月診療分からは，一部の例外を除き，電子媒体で診療報酬を請求することが義務づけられている。

審査・支払機関では，提出された診療報酬明細書の内容について，保険診療で認められている診療内容かどうかを審査し，保険適用外の場合には，当該請求部分を「査定」として減額する。

なお，以上はすべて健康保険制度を利用した場合であり，保険を利用しない，またはできない診療などを行った場合には，全額を当該医療機関に支払うこととなる。また，同じ日に，保険診療と保険外診療を行った場合には，この日の保険診療分を医療保険の請求とすることはできず，医療費は保険外診療として全額自己負担することになる。

【用語の解説】

保険者と被保険者，医療保険，医療保険制度，健康保険，後期高齢者医療制度，公費医療制度に関連する用語について解説する。

▶**一部負担金**（いちぶふたんきん）

病気など医療機関を受診した際に，医療機関の窓口で健康保険証または保険証を提示することで，医療費の一部を支払う際の金額。なお，入院の場合は一部負担金に加え標準負担額（食事代など）を窓口で負担する必要がある。

▶**医療法**（いりょうほう）[Medical Care Act]

医療施設とその管理運営などを定めた法律。人的・物的についての規定と監督の実施を行い，一定の水準を保つために，病院や診療所に必要な人員や構造，設備，管理体制だけでなく，病院や診療所の運営が適切になされているかの監督，広告，公的医療機関の役割などが規定されている。病院や診療所は，非営利目的であることや，病床の種類（精神病床，感染症病床，結核病床，療養病床，一般病床）が決められている。

▶**医療保険制度**（いりょうほけんせいど）[medical insurance system]

図2-2 医療保険の体系

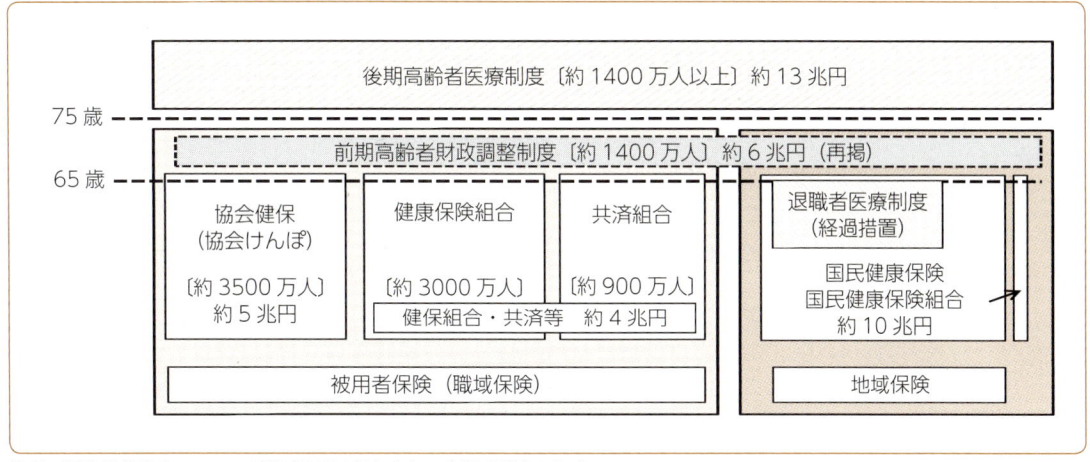

	後期高齢者医療制度〔約1400万人以上〕約13兆円				
75歳	前期高齢者財政調整制度〔約1400万人〕約6兆円（再掲）				
65歳	協会健保（協会けんぽ）〔約3500万人〕約5兆円	健康保険組合〔約3000万人〕	共済組合〔約900万人〕	退職者医療制度（経過措置）国民健康保険 国民健康保険組合 約10兆円	
		健保組合・共済等 約4兆円			
	被用者保険（職域保険）			地域保険	

資料／厚生労働省ホームページ平成24年3月末より。金額は平成24年度ベース。

相互扶助の精神のもとに，病気やけがに備えて，収入に応じた保険料を集め，医療を受けた際には保険医療機関に医療費を支払う制度。医療保険には，会社員が加入する「健康保険」（被用者保険，職域保険）と，自営業者や退職者などが加入する「国民健康保険」（地域保険），75歳以上の高齢者が加入する「後期高齢者医療制度」があり，国民はいずれかの医療保険に加入する国民皆保険となっている。なお，65歳以上75歳未満の前期高齢者の「前期高齢者財政調整制度及び退職者医療制度」（経過措置）は，職域保険と地域保険の調整制度として存在している（図2-2）。

▶**現金給付**（げんきんきゅうふ）[payment of social security benefits]

公的医療保険の療養の給付は，そのほとんどが医療サービスという現物給付であるが，一部は現金で給付される。出産した際の「出産手当金」や「出産育児一時金」，病気・けがで仕事を休んだ際の「傷病手当金」，高額の医療費がかかった際の「高額療養費」，けがの際の「移送費」，死亡した場合の「埋葬料」などがある。

▶**健康増進法**（けんこうぞうしんほう）[Health Promotion Act]

2002（平成14）年に「栄養改善法」を廃止して制定された法律。健康維持を国民の義務と定め，国民自身が生涯にわたり健康の増進に努めるとされた。自治体や医療機関は，この義務の遂行にあたり協力義務を果たすと位置づけられている。国民の健康増進に加え，国民の健康・栄養調査の実施，保健指導などの実施，受動喫煙の防止などが定められている。

▶**限度額適用認定証**（げんどがくてきようにんていしょう）[Certificate of

第2章 公衆衛生・保健・福祉・介護に使われる基本用語

表2-2 日本における公的な保険者と被保険者

	保険名	保険者（数）	被保険者（数）
被用者保険	協会管掌健康保険（協会けんぽ）	全国健康保険協会（1）	中小企業の正規労働者（約3400万人）
	組合管掌健康保険（健康保険組合）	健康保険組合（約1500）	大企業の正規労働者（約3000万人）
	共済組合	各共済組合（76）	公務員（約900万人）
地域保険	国民健康保険	市町村	自営業者，年金生活者，非正規労働者（約4200万人）
	国民健康保険組合	同種の事業または業種に従事する者で組織された公法人（165）	建設国保（建設工事の従事者，大工・造園・左官など）東京芸能人国保（フリーの立場で芸能に従事する人）など（約330万人）
	後期高齢者医療制度	（都道府県）広域連合（47）	75歳以上（約1400万人）

Eligibility for Ceiling-Amount Application]

　入院や外来の診療で医療費の支払額が，自己限度額を超えて高額となる場合に，窓口での支払いを自己限度額までにすることができるもの。所属している保険組合で「限度額適用認定証」を交付してもらっておく必要がある。

▶**現物給付**（げんぶつきゅうふ）[performance in kind]

　公的医療保険において，医療サービスを提供すること。療養の給付ともよぶ。一部の例外（出産育児一時金，埋葬料など）を除き，公的医療保険での保険の給付は医療行為というサービスで行われる。

▶**健康保険組合**（けんこうほけんくみあい）[major medical expense]

　「健康保険法」に基づき，健康保険事業を行うための被用者保険の組織。事業主およびその事業所で採用されている被保険者で組織されている（**表2-2**）。

▶**高額療養費**（こうがくりょうようひ）[high-cost medical care]

　公的医療保険において，医療機関や薬局での支払い額が，1か月間（月の初めから終わりまで）で一定額を超えた場合に，超過分が支給される制度。年齢や所得により，1か月間に支払う医療費の上限が決められている。

▶**後期高齢者医療広域連合**（こうきこうれいしゃいりょうこういきれんごう）[association responsible for operation of the health-care system for the late-stage elderly]

　2008（平成20）年に施行された「後期高齢者医療制度」では，保険料

の賦課や被保険者の資格審査などを，都道府県単位で行うことになった。各都道府県に広域連合が組織され保険者として活動している。

▶**後期高齢者医療制度**（こうきこうれいしゃいりょうせいど）[medical-care system for the late-stage elderly]

　高齢者の適切な医療を確保するため，後期高齢者（75歳以上）に対する適切な医療の給付などを目的とした制度。「高齢者の医療の確保に関する法律」のなかに位置づけられており，75歳以上の高齢者の病気などに対して必要な給付を行う。保険者は都道府県単位ですべての市町村が加入する後期高齢者医療広域連合という特別地方公共団体，被保険者は広域連合地域に住む75歳以上の者と一定の障害が認定された65歳以上の者である。保険料徴収は市町村が担当し，広域連合とすることで，一部の市町村への負担増を回避している。

▶**公的医療保険**（こうてきいりょうほけん）[public health insurance]

　被保険者の範囲が行政的に決められている医療制度。日本では全国民が何らかの形で公的医療保険に強制的に加入しなければならないため，国民皆保険となっている。

▶**高度医療**（こうどいりょう）[advanced medical treatment]

　医療保険の適用となっていない先進的な治療のこと。

▶**公費負担医療**（こうひふたんいりょう）[publicly funded health care]

　国または地方公共団体が，特定の対象者（医療保険に適合しない，あるいは利用できない）に対して，社会福祉や公衆衛生の観点から，公費で医療費の負担を行う制度。いわゆる医療保険制度と一体となり，日本の医療保障制度を担っている（表2-3）。

▶**高齢者の医療の確保に関する法律**（こうれいしゃのいりょうのかくほにかんするほうりつ）[Act on Assurance of Medical Care for Elderly People]

　法律自体は「老人保健法」として，1982（昭和57）年に成立し運用されてきたが，2008（平成20）年に，「健康保険法」などの改正と合わせて「高齢者の医療の確保に関する法律」が成立，施行された。後期高齢者医療制度（同法第4章）が最も大きな改正点で，75歳以上の高齢者の医療保険制度が一斉に変更された。老年症候群などの予防を目的に，特定健診・特定保健指導などを含む制度が規定された。

▶**国民医療費**（こくみんいりょうひ）[national health expenditure]

　1年間に日本で病気やけがのために医療機関に支払われた医療費の総額。保険給付金，公費負担医療費，窓口の自己負担の合計であり，健康診断や正常分娩（ぶんべん）の費用は含まない。

表2-3 公費負担医療制度（国の負担部分）

法律		対象者	一部負担金	医療保険との関係
感染症の予防及び感染症の患者に対する医療に関する法律	適正医療	通院可能な結核患者	5%	公費負担95%
	結核医療	入院を必要とする結核患者	なし	全額公費
	感染症	1類感染症, 2類感染症	所得に応じ負担あり	医療保険＋申請により公費負担
	新感染症	都道府県知事が厚生労働大臣の指導・助言を得て個別に応急対応する感染症	なし	全額公費負担
特定疾患治療研究事業実施要綱		いわゆる「難病」のうち, スモン, プリオン病, 難治性肝炎のうち劇症肝炎, 重症急性膵炎および日常生活に著しい支障のある重症患者	なし	医療保険優先 残りを公費負担
小児慢性特定疾患治療研究事業実施要綱（児童福祉法）		小児（原則として18歳未満, 20歳まで延長可）慢性疾患のうち, 重症患者と血友病患者	なし	医療保険優先 残りを公費負担
障害者の日常生活及び社会生活を総合的に支援するための法律（障害者総合支援法）（自立支援医療）	更生医療	障害者の社会復帰のために必要な医療	1割負担, 月額上限設定あり	医療保険優先 残りを公費負担
	育成医療	18歳未満の身体障害児に対する医療		
	精神通院医療	精神障害者に対する通院医療		
精神保健及び精神障害者福祉に関する法律	措置入院	自身または他人を傷つけるおそれのある患者	なし	医療保険優先 残りを公費負担
児童福祉法	療育の給付	18歳未満の結核児童	所得に応じた負担あり	医療保険優先 残りを公費負担
母子保健法	養育医療	入院を要する未熟児	原則なし（所得に応じ負担あり）	医療保険優先 残りを公費負担
生活保護法	医療扶助	生活困窮者の傷病	原則なし（貧窮の度合いにより）	医療保険優先 残りを公費負担
予防接種法	救済給付	認定された健康被害者	なし	医療保険優先 残りを公費負担
独立行政法人医薬品医療機器総合機構法（2004年3月までは医薬品副作用被害救済・研究振興調査機構法）	救済給付	医薬品・生物由来製品が適正に使用されたにもかかわらず, 有害な副作用により疾病となった者	なし	医療保険優先 残りを公費負担
石綿による健康被害の救済に関する法律（石綿健康被害救済制度）	救済給付	石綿による健康被害で指定疾病（中皮腫, 肺がん）にかかった者で, 労災補償などの対象にならない者	なし	医療保険優先 残りを公費負担
公害健康被害の補償等に関する法律	補償給付	著しい大気汚染, 水質汚濁の影響で, 指定疾病にかかった者	なし	全額汚染原因者負担
戦傷病者特別援護法	療養の給付	公務上の傷病	なし	全額国庫負担
	更正医療	障害者の社会復帰のために必要な医療	なし	全額国庫負担
原子爆弾被爆者に対する援護に関する法律	認定医療	原爆症	なし	全額国庫負担
	一般疾病医療	被爆者の傷病	なし	全額国庫負担

▶**国民皆保険制度**（こくみんかいほけんせいど）[universal public insurance system]

　国民全員が何らかの医療保険制度に加入し，病気などで保険医療機関を受診した場合に，医療サービスの提供を1～3割の自己負担金で受けられる制度。1922（大正11）年の「健康保険法」に始まり，1958（昭和33）年の「国民健康保険法」の制定により1961（昭和36）年に全国の市町村で国民健康保険事業が開始され，「だれでも」「どこでも」「いつでも」「平等に」保険医療を受けられる，国民皆保険体制が確立した。

▶**国民健康保険**（こくみんけんこうほけん）[national health insurance]

　「国民健康保険法」に基づき，主として市町村を保険者として健康保険事業を行うための組織で，「国保」と略されることが多い。被保険者は，職域保険に入っていない者で，農業・漁業などで生計を立てているパートやアルバイトなどで生活保護を受けていない約3500万人である。一人ひとりが被保険者となるが，国保への加入は世帯単位で行い，保険料も世帯単位で計算される。

▶**国民健康保険組合**（こくみんけんこうほけんくみあい）[national health insurance association]

　国民健康保険の一種であるが，医師・弁護士・美容師・大工・芸能などに従事する人が，知事の許可のもと，都道府県単位で設立する医療保険。保険者は同業者の組合である。

▶**国民健康保険団体連合会**（こくみんけんこうほけんだんたいれんごうかい）[national health insurance organization]

　国民健康保険を担当している市区町村から，公的保険で行われた診療内容について，診療報酬明細書を基に，その請求内容が正しいかどうかを審査し，各市区町村などから支払われた医療費を保険医療機関に支払う業務を行う。

▶**混合診療**（こんごうしんりょう）[treatment partially covered by insurance]

　基本的に，保険診療と保険外診療の併用は禁止され，実施すればすべてが自由診療（保険外診療）になる。厚生労働省は，「混合診療」を無制限に導入した場合は，患者の負担が不当に拡大するおそれがあること，科学的根拠のない特殊な医療の実施を助長するおそれがあることから一定のルールを設定し，保険診療との併用を「保険外併用療養費」として認めている（図2-3）。

▶**時間外受診**（じかんがいじゅしん）

　医療機関単位で決め表示されている診察時間以外に受診すると，原則

図2-3　保険外併用療養費について

保険診療との併用が認められている療養
評価療養…保険導入のための評価を行うもの
選定療養…保険導入を前提としないもの

保険外併用療養費の仕組み〔先進医療の場合〕

| 基礎的部分（入院基本料など保険適用部分） | 先進医療部分（保険適用外部分） |

↑保険外併用療養費として医療保険で給付　　↑患者から料金徴収可（自由料金）

※保険外併用療養費においては，患者から料金徴収する際の要件（料金の掲示等）を明確に定めている。

○評価療養（7種類）
・先進医療（高度医療を含む）
・医薬品の治験に係る診療
・医療機器の治験に係る診療
・薬事法*承認後で保険収載前の医薬品の使用
・薬事法承認後で保険収載前の医療機器の使用
・適応外の医薬品の使用
・適応外の医療機器の使用

○選定療養（10種類）
・特別の療養環境（差額ベッド）
・歯科の金合金等
・金属床総義歯
・予約診療
・時間外診療
・大病院の初診
・小児う蝕の指導管理
・大病院の再診
・180日以上の入院
・制限回数を超える医療行為

出典／厚生労働省ホームページより。

*薬事法
現在は「医薬品，医療機器等の品質，有効性及び安全性の確保等に関する法律（医薬品医療機器等法）」。

として診療報酬上の「時間外加算」（健康保険適用）が請求される。時間外・休日・深夜があり，初診と再診で金額が異なる。

▶**自己負担限度額**（じこふたんげんどがく）〔limited cost of individual payment〕

高額療養費のうち，個人の年齢，世帯，所得状況に応じて，その支給額は1か月に医療機関に支払った自己負担額から自己負担限度額を差し引いて決まる。

▶**自動車損害賠償責任保険**（自賠責保険）（じどうしゃそんがいばいしょうせきにんほけん：じばいせきほけん）〔automobile liability insurance〕

「自動車損害賠償保障法」により，自動車保有者が契約を強制されている保険。いわゆる任意保険の自動車保険と区別される。したがって，自動車（原動機付自転車を含む）は，この保険契約を締結していなければ運行することができない。

▶**指導料，管理料**（しどうりょう，かんりりょう）

診療報酬上の指導料とは，主に決められた病気について，治療計画に基づいて，服薬，運動，栄養などの療養上の指導（管理）などを行った場合に加算，請求できるもの。計画的に行い，定められた回数以内（1か月間）で，指導や管理の内容について診療録に記載してあることが条

件となっている場合が多い。

▶社会保険診療報酬支払基金（しゃかいほけんしんりょうほうしゅうしはらいききん）[social insurance medical payment funds]

　健康保険組合と全国健康保険協会などの公的職域保険で行われた診療内容について，診療報酬明細書を基に，その請求内容が正しいかどうかを審査し，各保険者などから支払われた医療費を保険医療機関に支払う業務を行っている。

▶症状詳記（しょうじょうしょうき）

　診療報酬明細書で請求する点数が35万点以上の場合に，患者の主たる疾患（合併症を含む）の診断根拠，その他の検査所見，主な治療行為（手術・処置・薬剤など）の必要性と診療経過を担当医が記載し，診療報酬明細書に添付して提出する資料。国民健康保険団体連合会や社会保険診療報酬支払基金での審査の参考とする。

▶小児慢性特定疾患治療研究事業（しょうにまんせいとくていしっかんちりょうけんきゅうじぎょう）

　18歳未満（継続が必要と認められれば20歳未満）の小児で，小児がんを代表とする治療期間が長く，医療費負担が高額となる11疾患群（514疾患）を対象に，患者の一部負担額を，都道府県，指定都市および中核市が医療機関に支払う制度。所得の状況により，自己負担額限度額が決められている。

▶診療報酬（しんりょうほうしゅう）[medical treatment fee]

　公的医療保険制度で提供する医療に対する公定価格のこと。公的医療保険制度では，政府がその価格を決定する。診療報酬は，医科，歯科，調剤の3種があり，それぞれにおいて決められた医療行為ごとに診療報酬点数表に基づき，点数がつけられている。1点は10円で計算される。出来高払い方式と包括払い方式がある。

▶診療報酬明細書（しんりょうほうしゅうめいさいしょ）[medical fee receipt]

　通称「レセプト」とよばれ，病院や診療所が行った公的医療保険での内容と保険点数および医療保険での支払い相当分を患者ごとに作成・記載したもの。

▶全国健康保険協会（ぜんこくけんこうほけんきょうかい）[Japan health insurance association]

　「健康保険法」に基づき，健康保険事業を行うための被用者保険の組織で，略称は「協会けんぽ」。中小企業などで働く従業員やその家族が

加入しており，従来は政府管掌健康保険（政管健保）として社会保険庁が保険者であったが，2008（平成20）年に全国健康保険協会が設立・運営されている。なお，船員保険もこの協会けんぽで事務処理を担当している。協会けんぽの被保険者の多くは中小企業の職員であり，健保連と同様に，保険料は原則として雇用者（会社）と折半である。

▶先進医療（せんしんいりょう）[advanced medical care]

最新の医療技術をすぐに保険の対象とせずに，一定の条件を満たした医療機関において，保険外の医療として保険診療との併用を認めた医療のこと。

▶中央社会保険医療協議会（ちゅうおうしゃかいほけんいりょうきょうぎかい）[Central Social Insurance Medical Council]

通常「中医協」と略され，健康保険制度や診療報酬の改定などについて審議し，厚生労働大臣に答申する厚生労働省の諮問機関。厚生労働省は，中医協の答申に基づき，2年ごとに大きな診療報酬の改定を実施している。

▶出来高払い（できだかばら—）[piecework payment]

診療報酬の計算方法の一つで，区分された個々の医療行為ごとに点数を設定し，それらを合計して計算する方法。医療行為が多くなれば多くなるほど医療機関の収入が増加する。

▶特定健診（とくていけんしん）[specific health examination]

「高齢者の医療の確保に関する法律」に規定される健康診断で，生活習慣病が高齢者に特に多くなる疾患の要因となることを前提に，いわゆるメタボリックシンドローム（内臓脂肪症候群）に注目して行われる。俗に「メタボ健診」といわれる。40〜75歳未満の後期高齢者前の公的医療保険加入者全員が対象。

▶特定疾患治療研究事業（とくていしっかんちりょうけんきゅうじぎょう）

いわゆる難病患者の医療費の助成制度。保険診療では治療費の自己負担分は通常3割だが，その自己負担分の一部を国と都道府県が公費負担として助成する。

▶特定保健指導（とくていほけんしどう）[specific health guidance]

いわゆるメタボリックシンドロームが疑われる特定健診受診後の対象者に，糖尿病，高血圧症，脂質異常症などの生活習慣病予防を目的に，リスクの大きさにより，積極的支援レベル（3か月以上定期的に，医師・保健師・管理栄養士などの専門スタッフによる指導と個別の生活習慣改善目標を設定し評価と支援を実施する），動機づけ支援レベル（原則1回，

医師・保健師・管理栄養士などの専門スタッフによる指導と個別の生活習慣改善目標を設定して評価する），情報提供レベル（個人の生活習慣やその改善に関する基本的な情報を提供する）に区分して保健指導を行うもの．

▶**被扶養者**（ひふようしゃ）[nonworking dependent]

　被保険者の収入により生活している家族で年収などの基準に合致していれば，健康保険では被扶養者と認定され，保険料の支払いはなく，医療費などの給付が被保険者とほぼ同様に行われる．

▶**被保険者**（ひほけんしゃ）[insured person]

　医療保険に加入している本人のこと．被保険者は，保険者に対して決められた割合の保険料を納める義務がある．医療費を支払う状況になった場合には，自己負担額以外は支払う必要はない．民間の医療保険では，当該医療保険の対象となる者であり，保険料の支払いとは必ずしも一致しない．

▶**包括払い**（ほうかつばらー）[comprehension payment]

　1回の受診において，検査の回数や薬剤の使用の有無にかかわらず，医療費が定額となる診療報酬の計算方法．出来高払いでは，行った医療行為の点数を基に診療報酬が支払われるが，包括払いでは一定額以上は支払われず，超過した分は医療機関の負担となる．

▶**保険医**（ほけんい）[insurance doctor]

　公的医療保険に加入している被保険者の診療を担当する医師・歯科医師のこと．都道府県知事の認定が必要である．

▶**保険医療機関**（ほけんいりょうきかん）[authorized insurance medical institution]

　公的医療保険の被保険者の診療を提供する病院・診療所，調剤薬局などのこと．

▶**保険金受取人**（ほけんきんうけとりにん）[beneficiary]

　保険金を受け取ることができる人のこと．

▶**保険者**（ほけんしゃ）[insurer]

　保険金を支払う状況が生じた場合に，保険金を支払う業務を担当するもの．保険金は，多数の被保険者から保険料として徴収するものであり，保険者と被保険者は，相互に保険内容について合意している．医療保険には，法律で定められた公的な保険組織と，民間の保険会社の行う医療保険がある．民間医療保険は多いが，一般的に医療を受ける場合には公的医療保険が使用される．公的医療保険の保険者と被保険者を**表2-2**

に示した。

▶ **保険調剤（ほけんちょうざい）**

公的保険医療を行う医師が発行する院外処方せんに従い，公的保険調剤薬局で行う調剤業務のこと。

▶ **保険料（ほけんりょう）[insurance premium]**

保険契約者が保険者に支払う金額。民間保険の場合には様々な種類があるが，公的保険では算出方法がそれぞれ決まっている。保険料率は，被用者保険（職域保険）の組合平均で8.64%，協会けんぽで10.0%である。地域保健の国民健康保険では計算の参考例を図2-4に示す。

▶ **民間医療保険（みんかんいりょうほけん）**

民間医療保険は任意加入であり，複数の保険会社が多数のプランを準備し，公的医療保険の補助的役割を果たしている。

▶ **療養担当規則（りょうようたんとうきそく）**

正式には「保険医療機関及び保険医療養担当規則」（略称：療担）といい，公的保険医療機関や保険医が保険を利用して診療を行う際に守らなければならない基本的事項を具体的に定めた厚生労働省令である。保

図2-4 保険料率の計算および計算方法の例

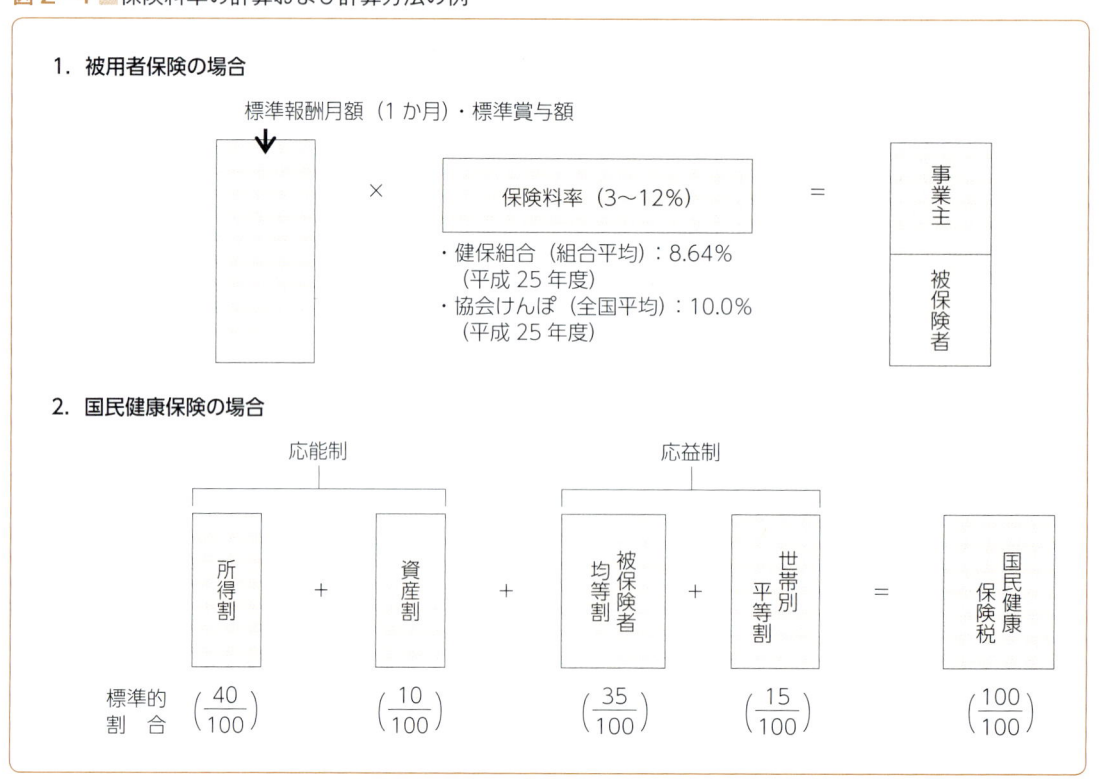

1. 被用者保険の場合

標準報酬月額（1か月）・標準賞与額 × 保険料率（3〜12%） = 事業主／被保険者

・健保組合（組合平均）：8.64%（平成25年度）
・協会けんぽ（全国平均）：10.0%（平成25年度）

2. 国民健康保険の場合

応能制｛所得割 + 資産割｝ + 応益制｛被保険者均等割 + 世帯別平等割｝ = 国民健康保険税

標準的割合　$\left(\frac{40}{100}\right)$　$\left(\frac{10}{100}\right)$　$\left(\frac{35}{100}\right)$　$\left(\frac{15}{100}\right)$　$\left(\frac{100}{100}\right)$

険医が療養担当規則に基づいて保険診療を行う保険医療機関は，診療報酬制度に基づいて請求を行うことで，公的保険医療が成り立つことになる。

▶**労働者災害補償保険**（ろうどうしゃさいがいほしょうほけん）[industrial accident compensation insurance]

労災保険と略すことが多い。労働者が，業務上や通勤途中に災害に遭い，負傷や障害，死亡した場合に給付金を支払う制度で，労働者の社会復帰の促進と支援のための適正な労働条件の確保も行う。災害時の給付の財源は，事業主が全額負担する保険料による。この保険に加入している事業所に勤務する労働者は，正職員やパートなどの雇用形態は関係なく，すべてが適用対象である。

B 介護と介護保険制度の用語

1 加齢と介護の関係

加齢に伴う生理的低下により，一般的な高齢者でも生活機能は低下し，特に3種類の「老年症候群」による症状が増悪することとなる。特に，骨粗鬆症，せん妄，貧血，嚥下障害，不整脈などは，75歳以降の後期高齢者に急速に増加し，ADL（日常生活動作）の低下が著しくなるため，介護が必要となることが多い。

【用語の解説】

介護，介護保険，介護施設に関連する用語について解説する。

▶**ADL**（エーディーエル）[activities of daily living]

人が毎日の生活を送るための基本的動作群のことであり，日常生活動作の略語。具体的には，①身の回り動作（食事，更衣，整容，トイレ，入浴の動作），②移動動作，③その他の生活関連動作（家事動作，交通機関の利用など）がある。高齢者の介護においては，介護の必要性の判定指標にも用いられる。

▶**介護**（かいご）[care]

「社会福祉士及び介護福祉士法」によって，介護とは，「心身に障害をもつ人に対して入浴，排泄，食事，その他の介護を通じて日常生活を援助すること」と定義されている。日常生活を自立して送れるように支援することである。要介護者が非常に多くなる後期高齢者には，必要な支援である。看護が「療養上の世話」と「診療の補助」が基本であるのに対し，介護は「生活の支援」といえる。

85

▶**介護施設**（かいごしせつ）[long-term care health facility]

「介護保険法」に基づき，要介護者を入所させて入浴・排泄（はいせつ）・食事などの日常生活の世話や，機能訓練，療養の世話などを行う施設。特別養護老人ホーム，介護老人保健施設，介護療養型医療施設，養護老人ホーム，有料老人ホーム，ケアハウス，グループホームなどがある。

▶**介護福祉士**（かいごふくしし）[care worker]

日常生活に支援が必要な高齢者などに，食事・入浴・排泄などの介護行為を行うことができる専門知識や技術をもつ国家資格者。3年以上の実務経験者や介護福祉士養成施設の卒業者などに受験資格があり，筆記・実技試験に合格後，登録される。「社会福祉士及び介護福祉士法」で定められており，名称独占資格である。

▶**介護保険**（かいごほけん）[Long-Term Care Insurance]

高齢者の介護サービスや介護支援を行うための社会保険制度。2000（平成12）年に施行された「介護保険法」に基づく。市区町村が保険者となり，介護保険事業計画を策定し，実施する。65歳以上が第1号被保険者，40歳以上65歳未満が第2号被保険者である。40歳以上は保険料を支払う義務があり，強制的に徴収されている。第1号被保険者が介護サービスを受けるときは介護が必要であるとの認定が必要であり，第2号被保険者では特定疾病により介護が必要であるという認定が必要となる。

▶**介護療養型医療施設**（かいごりょうようがたいりょうしせつ）[medical long-term care sanatorium]

通称「療養病床」とよばれる介護保険の施設サービスの一つ。急性期の治療が終了し，慢性的症状への療養を行うための施設で，医療や看護に重点が置かれる。

▶**介護老人保健施設**（かいごろうじんほけんしせつ）[long-term care health facilities]

通称「老健」とよばれる介護保険の施設サービスの一つ。病状が安定しているが，退院してすぐに自宅へ戻ることが不安な場合に利用され，病院と自宅の中間的存在と役割を果たす。リハビリテーションを中心に自立生活を目指す施設であるため，入所期間は原則3～6か月となっている。

▶**グループホーム** [group home]

施設所在地と同じ市区町村の住民が対象となる地域密着型サービスの一つ。認知症高齢者や障害者などが住み慣れた環境で，自立した生活を継続できるように，少人数で共同生活を営む住居またはその形態。

▶ケアプラン [care plan]
　「介護保険制度」で，要介護認定を受けた被保険者（要介護者）に対し，本人の希望や周囲の状況，介護サービスの利用限度額や回数に基づいて適切な介護サービス提供計画のこと。自分またはケアマネジャーが作成する。

▶ケアマネジャー [care manager]
　介護支援専門員のことで，「ケアマネ」とも略される。「介護保険法」により定められている職種で，要介護者や要支援者からの相談に対応し，自立した日常生活が可能となるような「ケアプラン」の作成を行い，心身の状況や療養環境に応じて適切な介護サービスを受けることができるように，市町村や介護サービス事業者との調整を行う。通常は，居宅介護支援事業所，介護保険施設，地域包括支援センター，グループホームなどで業務を行う。都道府県の実施する介護支援専門員実務研修受講試験に合格し，実務研修終了後，専門員として登録される。5年ごとの研修が義務である。

▶軽費老人ホーム（けいひろうじん ―）[moderate-fee home for the elderly]
　最低限の生活支援サービスを受けて，家庭での日常生活に近い環境で自立した生活を送ることができる施設。

▶在宅介護（ざいたくかいご）[home long-term care]
　日常生活が困難な要支援・要介護の高齢者に，自宅での介護サポートを行うサービス。「介護保険制度」では，施設によらない介護サービスであり，ホームヘルパーによる訪問介護や通所のデイサービス，ショートステイなども在宅介護といえる。自宅以外でも，住宅型有料老人ホームや高齢者住宅での介護サービス利用も在宅介護サービスに含まれる。

▶サービス付き高齢者向け住宅（―つ―こうれいしゃむ―じゅうたく）
　「日常生活や介護に不安を抱く高齢者が，住み慣れた地域で安心して暮らせるように」というコンセプトの下に設置されている高齢者向けの居住施設。

▶社会福祉士（しゃかいふくしし）[social worker]
　心身の障害や環境上の理由で，日常生活に支障がある者の福祉に関する相談に対応し，助言や指導を行うことができる国家資格者（社会福祉士及び介護福祉士法）。資格認定の認められた大学の学部の卒業者に国家試験の受験資格がある。社会福祉士は高齢者・障害者・児童などすべての領域を対象としたものであり，介護福祉士が高齢者・障害者の入

浴・排泄(はいせつ)・食事など直接的な介護およびその家族を対象としている点で異なる。

▶ **小規模多機能型居宅介護（しょうきぼたきのうがたきょたくかいご）**
[multifunctional preventive long-term care in a small group home]

　登録型のサービスで，デイサービス，訪問介護，ショートステイの3つを一体として，「通い」「訪問」「泊まり」のタイプがある。3つのサービスを同一職員が担当するので，介護スタッフとの連携がよい。地域密着型サービスのため，原則は施設のある市町村に住民票のある者が対象である。

▶ **短期入所サービス（たんきにゅうしょ―）**[short-term admission for daily life lomg-term care]

　家族が一時的に介護をできない状態の際に，有料老人ホームや特別養護老人ホームなどの施設に短期間（数日～1週間）入所し，入浴や食事などの日常的サービスを受けるもの。

▶ **地域包括ケアシステム（ちいきほうかつ―）**

　地域の高齢者に，日常生活圏内で，医療・介護・介護予防・住居・生活支援などのサービスを提供する体制のこと。日常生活圏は，利用者の居宅まで30分以内で行くことができる範囲を想定している。

▶ **地域包括支援センター（ちいきほうかつしえん―）**[Community General Support Center]

　地域住民の心身の健康の保持や生活の安定のために必要な援助を行い，地域住民の保健医療の向上および福祉の増進を総合的（包括的）に支援することを目標として，地域の支援事業者が一体的に活動できるよう中心となる施設。市町村が責任をもち，市町村が委託した法人が設置する。

▶ **通所介護サービス（つうしょかいご―）**[outpatient long-term care service]

　デイケアサービス事業所に通い，入浴や食事などの日常的サービスを受けるもの。デイケアは，介護老人保健施設や病院に通い，理学療法や作業療法などでリハビリテーションを受けるサービス。

▶ **特別養護老人ホーム（とくべつようごろうじん―）**[intensive care home for the elderly]

　通称「特養」とよばれる介護保険の施設サービスの一つ。日常生活の介護サービスに加え，機能訓練，レクリエーションなどのサービスもある。在宅介護が困難な要介護認定者の優先度が高くなるため，多くの施

設で200〜300人の入居待機者がいる。

▶**訪問介護サービス**（ほうもんかいご—）[home long-term care service]

在宅介護サービスへの介護保険の適用は介護度で異なり，それぞれ1か月当たりの利用可能単位上限が決まっている。上限内では自己負担額は1割，上限以上では10割負担となる。

▶**有料老人ホーム**（ゆうりょうろうじん—）[fee-based home for elderly]

介護サービス，日常生活サービス，機能訓練など，施設により多彩なサービスやレクリエーションを行う民間の施設。

▶**要介護度**（ようかいごど）[category of condition of need for long-term care]

その人が介護を必要とする程度を区分したもの。要介護状態は要介護1〜5，要支援状態は要支援1，2で，介護サービスを利用することができる。自立している場合は非該当で介護サービスを利用することはできない。

▶**養護老人ホーム**（ようごろうじん—）[care facility for the elderly]

65歳以上の自立者で，虐待や心身の障害，または低所得などの経済的問題で，家庭での養護が困難と認められた人を対象とした施設。

C 医療職関連と医療機関関連法律の用語

適切な医療の提供は，患者の状態，家族，環境などを考慮して行う必要がある。医療を提供するには，医師は当然ながら，看護師，薬剤師などのいわゆる国家資格を有する職員だけではなく，受付や案内，診療報酬を担当する事務職など，幅広い職種が共通の目的や認識をもって行動しなければならない。適切な医療を適切な医療資源で行うことは当然求められる業務であるが，各医療機関のもつ理念に基づく機能分化や特色を出していく必要性が求められる時代であることを理解しておくべきである。

1 医療職関連

医療職に関する用語について解説する。

【用語の解説】

▶**医師**（いし）[doctor]

「医師法」で定められた国家資格で，医籍に登録された者。病気の診察・治療という医療行為を行うことが許可されている。医師でなければ医業はできない。また，「医師法」により，医師には正当な理由がなければ

診察治療を拒否できない「応招義務等」(第19条)，自ら診察しないで治療や処方せんの交付を行ってはならない「無診治療等の禁止」(第20条)，死体に異常があると認めたときは，24時間以内に警察に届け出なければならない「異状死体，異状死胎の届け出義務」(第21条)，診療をしたときは，遅滞なく診療の内容を診療録に記載すること，および診療録を5年間保存しなければならない「診療録記載及び保存義務」(第24条)などが定められている。

▶**医療事務**（いりょうじむ）[medical office work]

医療機関における事務のこと。診療所などで医療事務を担当する者を医師事務作業補助者という。外来などの受付業務以外に，特に医療機関特有の事務作業として，診療報酬請求にかかわる業務（行った診察内容を抜き出し，レセプトコンピューターなどで診療報酬点数を計算するなど）や，医師の事務的作業を代行しての文書作成や電子カルテへの代行入力（後に医師の確認入力が必要）なども業務として重要となってきている。特に診療報酬点数の計算や診療報酬明細書（レセプト）の作成または確認は，医療機関の収入に直結するので注意が必要である。

▶**医療秘書**（いりょうひしょ）[medical secretary]

医療事務を中心とし，医療情報の収集，部門間の連絡や一般的な事務業務としてのスケジュール管理などを行う職種。医療機関全体において担当する範囲は様々で，通常は，医療事務や医師の代行入力などの診療内容を理解したうえで事務作業を行う。

▶**栄養士**（えいようし）[dietitian]

「栄養士法」で定められ，都道府県知事の免許を受ける必要がある。学校・病院・保健所などで栄養の指導に従事する。栄養バランスのとれた献立作成や調理法の改善，食生活の指導が主たる業務となる。より専門的で高度な業務を行う「管理栄養士」は国家資格。

▶**MSW**（エムエスダブリュー）[medical social worker]

医療社会福祉士のことで，医療を必要とする人の，経済的・心理的・社会的問題などの助言や支援を行い，社会復帰を促す。特別な資格は必要ないが，多くは「社会福祉士」で，医療制度を中心とした社会福祉制度に精通している。

▶**看護師**（かんごし）[nurse]

「保健師助産師看護師法」により定められた，国家試験に合格した者。医師の診察や治療の補助を主な目的とするが，単なる補助ではなく，患者の世話や介護，病気の説明や健康教育など，業務の範囲は広い。

▶**救急救命士**（きゅうきゅうきゅうめいし）[paramedic]
　「救急救命士法」で定められた国家資格。事故現場などからの搬送時の救急車内で救命救急処置を行うプレホスピタルケアは重要で，心肺停止状態などの緊急事態に応急処置として，医師の指示のもとに輸液や気道確保などの救急救命処置を行う。

▶**言語聴覚士**（げんごちょうかくし）[speech-language-hearing therapist：ST]
　「言語聴覚士法」で定められた国家資格で，一般には言語療法士（げんごりょうほうし）と同じ意味で使用されることが多い。医師の指示のもとに，音声・言語・聴覚・嚥下（えんげ）機能の障害者に対して検査と訓練，また家族を含めた指導や援助を行う。

▶**作業療法士**（さぎょうりょうほうし）[occupational therapist：OT]
　「理学療法士及び作業療法士法」で定められた国家資格で，身体や精神などに障害がある人に，手芸や工芸，運動や学習などの身体の動作や社会的に適応するための能力を回復または改善させることを目的とした作業療法を行う。理学療法が身体の機能そのものの改善・回復が目的であるのに対し，作業療法は，社会生活に対応するための能力の改善・回復が目的である。

▶**歯科医師**（しかいし）[dentist]
　「歯科医師法」に定められた国家資格。歯科医療，保健指導を行う。

▶**歯科衛生士**（しかえいせいし）[dental hygienist]
　「歯科衛生士法」で定められた国家資格。歯科医師の指示のもとに，診療補助し，虫歯（う歯）や歯周病などの歯科疾患の予防処置（歯垢（しこう），歯石（しせき）の除去など）や歯ブラシの使用方法などの保健指導を行う。高齢者での口腔（こうくう）ケアの推進など，活動内容も広がっている。

▶**歯科技工士**（しかぎこうし）[dental technician]
　「歯科技工士法」で定められた国家資格。歯科医師の指示のもとに，義歯（入れ歯）やさし歯・銀歯などの詰め物やかぶせ物，歯並びの矯正装置などの製作・加工・修理などを行う。

▶**視能訓練士**（しのうくんれんし）[orthoptist]
　「視能訓練士法」に定められた国家資格。眼科医の指導のもとに，視機能検査を行うほか，斜視や弱視の訓練治療も行う。

▶**准看護師**（じゅんかんごし）[assistant nurse]
　都道府県ごとの試験により認定される資格。傷病者・褥婦（じょくふ）（産後の女性）に対する療養上の世話，診療の補助を行う点は看護師と同じであ

るが，准看護師は，医師，歯科医師，看護師の指示で業務を行う点が異なっている。

▶**助産師**（じょさんし）[midwife]

「保健師助産師看護師法」に定められた国家資格。ただし，助産師になる前に看護師の国家試験に合格しておく必要がある。妊娠・出産・産後までの各期にわたり，母子の健康問題にかかわり，母子のケアを主な業務とする。

▶**診療情報管理士**（しんりょうじょうほうかんりし）[health information manager]

診療録（カルテ）に記載された情報の保存管理・情報活用などを行う者で，四病院団体協議会および医療研修推進財団が一定の研修や試験合格者に与える民間資格。診療録の記載内容の量的・質的鑑査で，診療記録の記載内容が十分であるかを判断し，必要に応じて医師に適正な記録の記載を促すこともある。

▶**診療放射線技師**（しんりょうほうしゃせんぎし）[radiological technologist]

「診療放射線技師法」に定められた国家資格。医師・歯科医師の指示のもとに，X線などの放射線を使用する業務を行う。身体に対して放射線を照射することができるのは，医師，歯科医師，診療放射線技師のみである。

▶**保健師**（ほけんし）[public health nurse]

「保健師助産師看護師法」に定められた国家資格。ただし保健師になる前に看護師の国家試験に合格しておく必要がある。都道府県の保健所や市町村の保健センターなどに勤務し，面談や家庭訪問，講習などを通じて，出産・育児から高齢者の健康づくりまで，地域に密着した健康アドバイザーであり，様々な保健活動を行う。

▶**薬剤師**（やくざいし）[pharmacist]

「薬剤師法」に定められた国家資格。調剤，医薬品の供給などの薬事衛生に関する業務を行うが，「薬剤師法」によりその業務は規定される。

▶**理学療法士**（りがくりょうほうし）[physical therapist：PT]

「理学療法士及び作業療法士法」で定められた国家資格。病気・事故などで身体的障害がある者に対し，医師の指示のもとに，体操などの運動療法や温水・水・光線・電気などを用いた物理療法で，身体の機能を改善・回復させて社会生活への復帰を促すことを目的とする理学療法を行う。

▶**臨床検査技師**（りんしょうけんさぎし）[clinical technologist]

「臨床検査技師等に関する法律」に定められた国家資格。医師・歯科医師の指示の下に，検体検査（微生物学的検査，血清学的検査，血液学的検査，病理学的検査，寄生虫学的検査，生化学的検査）と生理学的検査（心電図，脳波，呼吸機能，眼振，超音波，聴力など）を行う。近年，検体検査での遺伝子検査，生理検査での超音波検査などが増加している。

▶ **臨床工学技士**（りんしょうこうがくぎし）[clinical engineer]

「臨床工学技士法」に定められた国家資格。医師の指示のもとに，人工呼吸器，血液浄化装置，人工心肺装置などの生命維持管理装置に加えて，輸液ポンプなどの医療機関などで使用する装置の操作・維持・管理などを担当する。病院内ではMEとよばれることが多い。

2　医療関連

「医師法」「保健師助産師看護師法」「薬剤師法」などの，医療技術者に関連する法律とは異なり，医療機関や医療制度に関連する法律がある。前述の「医療保険制度」「健康増進法」などは医療制度であり，国民の健康増進を図るための法律の一つといえる。特に「医療法」は医療機関の基本的機能や保持すべき機器などに加え，医療政策にかかわるなど重要なものである。社会保障制度に関連する年金，精神保健，感染症対策，障害者対策など，医療を行ううえで関連する法律は非常に多い。

【用語の解説】

▶ **監査**（かんさ）

「健康保険法」に基づき公的医療保険の診療報酬請求などに，不正や不当の疑いがある場合に行われるもので，地方厚生（支）局と都道府県により実施される。

▶ **立入検査**＊（たちいりけんさ）

「医療法」第25条に基づいて，都道府県，保健所が行う医療機関の調査のこと。医療法と関係法令に規定された人員や構造設備などであること，かつ適正な管理を行っているかについて調査し，良質かつ適正な医療の提供を行うことができているかを確認する目的で実施される。調査項目は，医療従事者の充足率，安全体制の確保状況，院内感染対策の実施状況，診療録などの管理状況などである。

▶ **医療計画**（いりょうけいかく）[medical care plan]

「医療法」で規定された地域の医療体制の整備の促進，効率的な医療の提供ができるよう，5年ごとに都道府県が定める計画。医療圏の設定や病床数，病院の救急体制などを，数値目標を定めて策定される。

＊立入検査
従来の要綱では「医療監視」と呼ばれたが，2001（平成13）年に「医療法第25条第1項の規定に基づく立入検査要綱」と名称が変更された。

▶**医療法**（いりょうほう）[Medical Care Act]

日本における医療を受ける者に適切な医療が提供できるような体制の確保を図り，国民の健康の保持に寄与することを目的とした法律。基本的には，「医療施設とその管理運営等を定めたもの」であるが，医療計画制度の見直しなどを通じた医療機能の分化・連携の推進（医療計画の策定），医療機能情報の提供を促進し，医療の安全確保，医療法人制度についても規定している。

▶**回復期リハビリテーション病棟**（かいふくき―びょうとう）

いわゆる急性期から在宅復帰を目指して，リハビリテーション機能を充実させた病棟。

▶**看護体制**（かんごたいせい）

看護職員1人が受け持つ入院患者数で決まる「入院基本料」の区分があり，2006（平成18）年の診療報酬改定でこれまでの「10：1」看護より手厚い「7：1」看護への区分が追加された。

▶**緩和ケア病棟**（かんわ―びょうとう）[palliative care unit]

がんやエイズなどの患者が，発症直後から抱える身体的・心理的痛みや不安を低下・抑制するために介入することを緩和ケアといい，対象となる人を収容する病棟をいう。緩和ケア病棟は，2012（平成24）年に厚生労働省告示第77号で，基本診療科に「緩和ケア病棟入院料の施設基準」として明示された。

D 年金・社会福祉の用語

年金は社会保障制度の一つとして大きな割合を占めている。国民の老後の生活を将来にわたって安心して保障する制度として，政府は日本年金機構に運営をさせている。公的年金と私的年金があるが，年金を保障するしくみは公的年金制度である。日本の年金制度は，1959（昭和34）年の「国民年金法」の施行により，「国民年金制度」が確立した。

社会保障制度では，先天的または後天的な身体的障害をもつ人や，経済的な困窮により「憲法」第25条に定められている「すべて国民は，健康で文化的な最低限度の生活を営む権利を有する」に基づき，障害をもつ人，母子家庭，高齢者などへの経済的な支援を中心とした政策がとられている。

【用語の解説】

▶**更生医療**（こうせいいりょう）[medical rehabilitation service]

「身体障害者福祉法」第4条に規定する身体障害者で，その障害を除去・

軽減する手術などの治療によって確実に効果が期待できる者に対して提供される，更生のために必要な「自立支援医療費」の支給を行うもの。

▶**厚生年金**（こうせいねんきん）[employee's pension]
　厚生年金保険の適用を受けている事業所に勤務する者が自動的に加入する。国民年金保険料は厚生年金保険料に含まれるので，厚生年金をかける人は自動的に国民年金にも加入することとなる。

▶**国民年金**（こくみんねんきん）[national pension]
　厚生年金や共済年金などの被用者年金制度の適用されない，20歳以上60歳未満の自営業者を対象とした年金。

▶**児童相談所**（じどうそうだんじょ）[child guidance center]
　「児童福祉法」により都道府県，指定都市に設置が義務づけられ，中核市程度の政令で指定される都市にも設置することが可能で，同法に基づく公的サービスを中心的に行う施設。児童とその保護者または妊産婦などの福祉関連ニーズなどの連携活用を基本的機能とし，児童に関する諸問題について，相談，判定，措置，指導および一時保護を行う。

▶**児童福祉法**（じどうふくしほう）[Child Welfare Act]
　18歳未満の児童の心身の健全な成長，生活の保障，愛護を理念とし，この目標達成のために必要な制度を定めた法律。すべての児童の権利を規定した点が特徴。

▶**社会福祉サービス**（しゃかいふくし―）[social welfare services]
　政策的に社会保障を分類すると，所得保障，医療保障，社会福祉サービスがある。実際には，法律などで定められており，失業，疾病（しっぺい），老齢，死亡，その他の出費に対する現金給付を行う所得保障と，すべての国民に必要な医療を提供する組織または制度の医療保障がある。社会福祉サービスは，未成年者や高齢者の生活上の何らかの支援や介助を行い，生活の質の維持や向上を図るためのものである。

▶**社会福祉法**（しゃかいふくしほう）[Social Welfare Act]
　社会福祉全般の目的や理念，原則に関する法律。社会福祉関連法における福祉サービスに共通する基本的事項と，社会福祉の行政組織や，福祉サービスの情報提供，利用者の権利擁護システムなどが規定されている。

▶**身体障害者**（しんたいしょうがいしゃ）[physically disabled person]
　肢体不自由をはじめ，視覚，聴覚，平衡感覚，音声または言語，心臓，呼吸器などの身体の機能に障害がある者。

▶**身体障害者福祉法**（しんたいしょうがいしゃふくしほう）[Act on Welfare

of People with Disabilities]

　身体障害者の更生（自立）と社会経済活動への参加を促進するために，必要な支援と保護を行い，福祉の増進を図るために定められた法律。

▶ **臓器の移植に関する法律**（ぞうきのいしょくにかんするほうりつ）[Act on Organ Transplantation]

　臓器売買の禁止などを含め，臓器移植に関することを定めた法律。

▶ **生活保護**（せいかつほご）[public assistance]

　「憲法」第25条に基づく生存権保障のための公的扶助。国は，すべての国民に対して，最低限度の生活保障と自立促進を支援する義務がある。「生活保護法」で規定され，生活に困窮する人に対し，その困窮の程度に応じて必要な保護を行い，健康で文化的な最低限度の生活を保障するとともに，自立を助長することを目的とする。

▶ **年金**（ねんきん）[pension]

　高齢者，遺族，障害者などに対する経済的援助として，定期的な金銭の給付を終身または一定期間にわたり行うもの。国民年金，厚生年金，共済年金などの公的年金と，企業年金，団体年金などの私的年金とがある。

▶ **老人福祉法**（ろうじんふくしほう）[Act on Social Welfare for the Elderly]

　高齢者（65歳以上）の福祉増進と社会参加の促進を目的に制定された法律。高齢者の福祉を図り，その心身の健康保持や生活安定のために必要な措置について定められている。

E 公衆衛生の用語

　公衆衛生には多くの分野があり，疫学，疾病予防，感染症予防，精神衛生などに大きく分けられる。多くは集団としての問題を対象とするが，結果的に個人が対象となる場合もある。学問としての公衆衛生学は，集団としての住民を対象とした一般論を研究するものである。実際の現場への対応は，調査，鑑査，監督，全体に対する対応方法を立案して広報・実施などを行うもので，主として地方自治体や保健所がその中心となる。

【用語の解説】

　公衆衛生，疾病予防，食中毒，精神保健，環境に関連する用語を解説する。

▶ **医原病**（いげんびょう）[iatrogenic disorders]

　当初は，医師の言動に対する患者の心理的障害（誤解や自己暗示など）によって引き起こされる疾患を示していたが，近年ではさらに医療行為

（投薬，注射，手術など）そのものが原因となって発生する，すべての障害や症状，病気を表現する言葉として使用される。

▶依存症（いぞんしょう）[dependence]
　特定の物事や物質に依存し，それらがない場合には精神的な平常を保てなくなる状態。アルコール依存症などの物質への依存，インターネット依存症のような行為への依存，共存症のような人間関係に対する依存などがある。

▶インフォームドコンセント [informed consent]
　疫学研究では，研究内容の要素が個人である場合に，各個人にその研究内容と方法，分析後の個人情報の扱いなどを説明し，個人情報が守られることの承諾を得る必要がある。「説明と同意」と訳されることが多い。

▶院内感染（いんないかんせん）[nosocomial infection]
　病院内で，患者や医療従事者，家族，医療器具などを介して発生する感染症のこと。薬剤耐性菌や病原性の低い微生物による場合が多い。

▶疫学（えきがく）[epidemiology]
　集団を対象とした，病気や健康状態に関係する倫理的に配慮された研究。

▶学校保健（がっこうほけん）[school health]
　児童や生徒の健康増進・保持を目的とし，健康な生活ができる能力を養わせるための活動のこと。健康診断，衛生環境の整備などの健康保持対策，保健指導・保健学習などの健康教育活動などを総称している。

▶環境保健（かんきょうほけん）[environmental health]
　地域社会における物理的・化学的・生物学的な環境について，地域住民の健康を障害する環境の改善・予防対策を行い，健康の維持向上を図ること。

▶感染症の予防及び感染症の患者に対する医療に関する法律（かんせんしょう―よぼうおよ―かんせんしょう―かんじゃ―たい―いりょう―かん―ほうりつ）[Act on Prevention of Infectious Diseases and Medical Care for Patients Suffering Infectious Diseases]
　感染症の予防と感染症患者に対する医療などを定めた法律。「感染症法」と略すことが多い。感染症を一類〜五類感染症と，新型インフルエンザ等感染症，指定感染症，新感染症に分類している。

▶感染症予防（かんせんしょうよぼう）[prevention of infectious disease]
　感染の防御には，体内への病原体の侵入を防ぐこと，侵入しても症状を現すまでの量に増殖させないことが基本的な対策になる。一般的な病

表2-4 ■病原体の感染経路

	病原体の侵入経路	病原体の微生物例
経口感染	口から食物などと一緒に入ることによる，手についた食物などとともに感染	病原性大腸菌（O157など），ノロウイルス，サルモネラ，A型肝炎
接触感染	皮膚や粘膜などから，手や聴診器，手すりなどの患者周囲の物などを介して感染	伝染性膿痂疹（とびひ），疥癬，流行性角結膜炎
飛沫感染	くしゃみや会話の際に口から出る体液の微細な粒子などを吸引して，気道などから感染	インフルエンザ，風疹，流行性耳下腺炎（おたふくかぜ），細菌性肺炎
空気感染	空気中に浮かんでいる，または舞い上げられたものを吸引することによる	麻疹，結核，水痘
血液感染	輸血や血液が切り傷から侵入，または使い回しの注射器，性交など	B型肝炎，C型肝炎，HIV

原体の感染経路には表2-4に示すようなものがある。流水による手洗い，マスクの着用，予防接種，規則正しい生活による過度の疲労の抑制などが重要である。

▶**結核予防**（けっかくよぼう）[tuberculosis prevention]

明治時代から昭和20年代まで，わが国の死亡の原因では結核が最も多く，当時は「国民病」「亡国病」といわれた。薬剤の開発・投与や予防接種（BCG）によりその後死亡原因としては激減したが，現在でも集団発生することがあり，かつ抗結核薬が効きにくいものとなり，青年・成人層にも感染がみられる。早期発見・早期治療と，家族内・職場内感染の拡大を防ぐことは現在も重要である。

▶**公衆衛生**（こうしゅうえいせい）[public health]

通常の医学では個人レベルで健康を考えるが，公衆衛生では社会全体の問題として健康を考える。

▶**個人情報**（こじんじょうほう）[personal information]

個人に関する情報であって，当該情報に含まれる氏名，生年月日，その他の記述などによって特定の個人を識別できるもの。他の情報と照合することにより，容易にその個人を識別できることとなる場合も含まれる。

▶**産業医**（さんぎょうい）[industrial physician]

工場や会社で労働する人の心身の健康管理と労働環境や労働衛生管理などを行う医師。常時50人以上勤務する事業場には，産業医の選任が義

務である。日本医師会などで認定している。

▶**産業保健**（さんぎょうほけん）[industrial health]
　労働者の健康の維持・増進，保健管理などを行い，労働者の災害と病気の予防を目的とするもの。

▶**宿主**（しゅくしゅ）[host]
　寄生生物に寄生される側の動物や植物。

▶**出生率**（しゅっせいりつ，しゅっしょうりつ）[birthrate]
　一定期間内の出生数の人口に対する割合。通常は，人口1000人に対する出生数を用いる（粗出生率）。

▶**少子高齢化**(しょうしこうれいか)[falling birthrate and the aging population]
　親世代（出産可能な年齢層の女性）の人口減少と合計特殊出生率の持続的低下および人口の高齢化により，15歳未満の子どもの数が低下し，高齢者人口の総人口に占める割合が増加している状態。

▶**食中毒**（しょくちゅうどく）[food poisoning]
　細菌そのものの増殖や毒素，化学物質などの有害なものがまじった食品を経口摂取することで起こる。細菌性食中毒，ウイルス性食中毒，化学物質による食中毒，自然毒による食中毒などに分類される。

▶**食中毒予防**（しょくちゅうどくよぼう）[prevention of food poisoning]
　細菌性食中毒の予防の3大原則は，①つけない（清潔），②増やさない（迅速，冷却，乾燥），③殺す（加熱など）である。細菌とウイルス以外の食中毒では，食べないこと，寄生虫による食中毒では，つけない・殺すことで対応する。

▶**生活習慣病**（せいかつしゅうかんびょう）[lifestyle-related diseases]
　毎日の過食，運動不足，喫煙，過剰飲酒などの生活習慣によって危険性が増大する病気の総称。以前は成人病とよばれた。特に，肥満，高血圧，脂質異常症，糖尿病が代表的。

▶**精神科救急医療**（せいしんかきゅうきゅういりょう）[psychiatric emergency service]
　精神科救急患者への適切な医療体制を充実させるため，24時間対応の情報センターの機能強化，身体合併症対応施設の創設，精神保健指定医の救急医療機関での診療協力体制の構築を行うなど，緊急な医療を要する精神障害者などのための精神科救急医療体制の整備が図られている。

▶**精神保健**（せいしんほけん）[mental health]
　精神的健康を保ち増進すること。精神障害の予防が含まれることもある。

▶ **精神保健及び精神障害者福祉に関する法律**（せいしんほけんおよ―せいしんしょうがいしゃふくし―かん―ほうりつ）[Act on Mental Health and Welfare for the Mentally Disabled]

　精神障害者の医療と保護を行い，日常生活や社会生活を支援するための法律。

▶ **精神保健指定医**（せいしんほけんしていい）[Specified mental health doctor]

　「精神保健福祉法」により，精神障害者の措置入院，医療保護入院，行動制限の要否判断などを行う精神科医。臨床経験と指定要件を満たし，申請に基づき厚生労働大臣が指定する。

▶ **措置入院**（そちにゅういん）[admission by legal control]

　精神保健指定医2人から，「入院させなければ精神障害のため自傷他害の可能性」と判断された患者を，「精神保健福祉法」に基づき指定の精神病院に入院させること。患者本人が入院治療を行う必要性を理解できない場合に，家族などの同意により入院させる場合は医療保護入院である。

▶ **WHO**（ダブリューエイチオー）[World Health Organization]

　世界保健機関のこと。本部はジュネーブにあり，「すべての人々が可能な最高の健康水準に到達すること」を目的に掲げている。

▶ **任意入院**（にんいにゅういん）

　精神科患者が入院を必要とする場合に，本人に入院が必要なことを説明したうえで，自発的な意志に基づいて成立した入院。

▶ **パンデミック** [pandemic]

　感染症の全国的・世界的な大流行のこと。WHOでの区分では感染対策の重要性から感染危険度に応じて，1～6のフェーズ（警戒段階）を設けており，フェーズ6が，パンデミックが発生した状態となる。

▶ **病原体**（びょうげんたい）[pathogen]

　生体に侵入や寄生し，病気を起こす微生物（細菌，ウイルスなど）や原生動物のこと。また，生物ではないが，伝染性をもつクロイツフェルト・ヤコブ病（狂牛病）の原因とされる異常たんぱく質であるプリオンなども病原体といえる。

▶ **日和見感染**（ひよりみかんせん）[opportunistic infection]

　健康な人には感染しても症状がなく害を及ぼさない病原体（細菌，ウイルスなど）が，がんの治療や大きな手術後などで抵抗力（免疫）が低下した人では増殖するなどして病気を発現すること。

▶ **保健所**（ほけんじょ）[health center]

都道府県または政令指定都市で，人口10万人に1か所の目標で設置している衛生行政の第一線機関。医師，保健師，薬剤師，栄養士などを配置し，「地域保健法」に規定された疾病予防，健康相談，保健師の家庭訪問，食品衛生，環境衛生，衛生試験・検査，衛生教育などを行う。

▶**母子健康手帳**（ぼしけんこうてちょう）[maternity record book]

妊娠・出産・育児を通して，長期にわたり母と子の健康管理と発育などを記録する手帳。「母子保健法」に基づくもので，妊娠の診断を受け，胎児の心音が確認され，妊娠届を居住地の市町村役場に提出すると入手できる。

▶**母子保健**（ぼしほけん）[maternal and child health]

母と子の健康を保持・増進させることを目的とした活動と，それを扱う医学の一分野。母性の健康を保持・増進させる分野の母性保健と，小児保健の両者を一体としてとらえたものといえる。母子保健がカバーする分野としては，疾病異常の予防，早期発見・早期対策，健康増進，健全育成などがある。

▶**予防接種**（よぼうせっしゅ）[vaccination]

病気に対する免疫をつけるために，抗原となる物質（ワクチン）をあらかじめ投与すること。「予防接種法」第2条1項には，「疾病に対して免疫の効果を得させるため，疾病の予防に有効であることが確認されているワクチンを，人体に注射し，又は接種すること」と定義されている。

▶**倫理審査委員会**（りんりしんさいいんかい）[ethical review board]

ヒトを対象とした研究計画が，文部科学省や厚生労働省，学会から示されている指針などに合致しているかを審査する委員会。研究計画が，指針などに沿って行われるかを確認し，個人情報保護などに関する必要な措置を行うことを指示する。

▶**労働安全衛生法**（ろうどうあんぜんえいせいほう）[Industrial Safety and Health Act]

労働災害の防止のための対策基準，責任体制の明確化と自主的活動の促進による，職場における労働者の安全と健康を確保・改善することを目的とする法律。

▶**労働基準法**（ろうどうきじゅんほう）[Labor Standards Act]

労働者保護の観点から規定されたもので，労働者にかかわる法律のうち最も基本的で包括的なもの。労働条件の最低限度が決められており，この基準以下の労働条件などはすべて無効とする，労働者を保護する法律。

付章 身体の表現に使われる基本用語

　臨床の場において，身体各部の名称を知ることは重要である。診察に際し，患者の訴える痛みの場所，麻痺の状況などを表現（記録）することは，適切な医療の提供や情報共有のためには必須である。身体の境界部や含まれる臓器についても，最小限の知識として理解する必要がある。

　人間の身体は体幹と四肢からなり，体幹は頭部・頸部・胸部・腹部に，四肢は上肢（上腕，前腕，手）・下肢（大腿，下腿，足）に大きく分けられる（図1）。頭部は頸部によって支えられている。胸部と腹部は，体幹前面の肋骨弓下縁で区分される。体幹には，体腔（胸腔，腹腔）とよばれる臓器を収容する空間（腔）がある。頭部には頭蓋腔があり脳が存在し，脳から連続する脊髄が脊柱管の中にある。胸部と腹部は，横隔膜を境界として，それぞれ胸腔と腹腔に分かれ，胸腔には心臓，肺，胸部大血管，気管，食道などがあり，腹腔には胃，小腸，結腸，肝臓，膵臓，脾臓などがある。腹腔の下部で骨盤に囲まれた部分を特に骨盤腔と区別しており，直腸，膀胱，子宮，卵巣などがある。上肢は肩関節，肘関節，手関節で，下肢は股関節，膝関節，足関節でそれぞれ3つの部位に分けられている。

I 身体の部位を表す用語

A 体幹（たいかん）[soma, trunk]

　体幹は，身体の中心となる頭部，頸部，胸部，腹部からなる。

1 頭部（とうぶ）[head]（図2）

　前面が顔面で，後面は後頭部，上部は頭頂部，左右の側面は側頭部

Ⅰ 身体の部位を表す用語

図1 ■身体の構成（模式図）

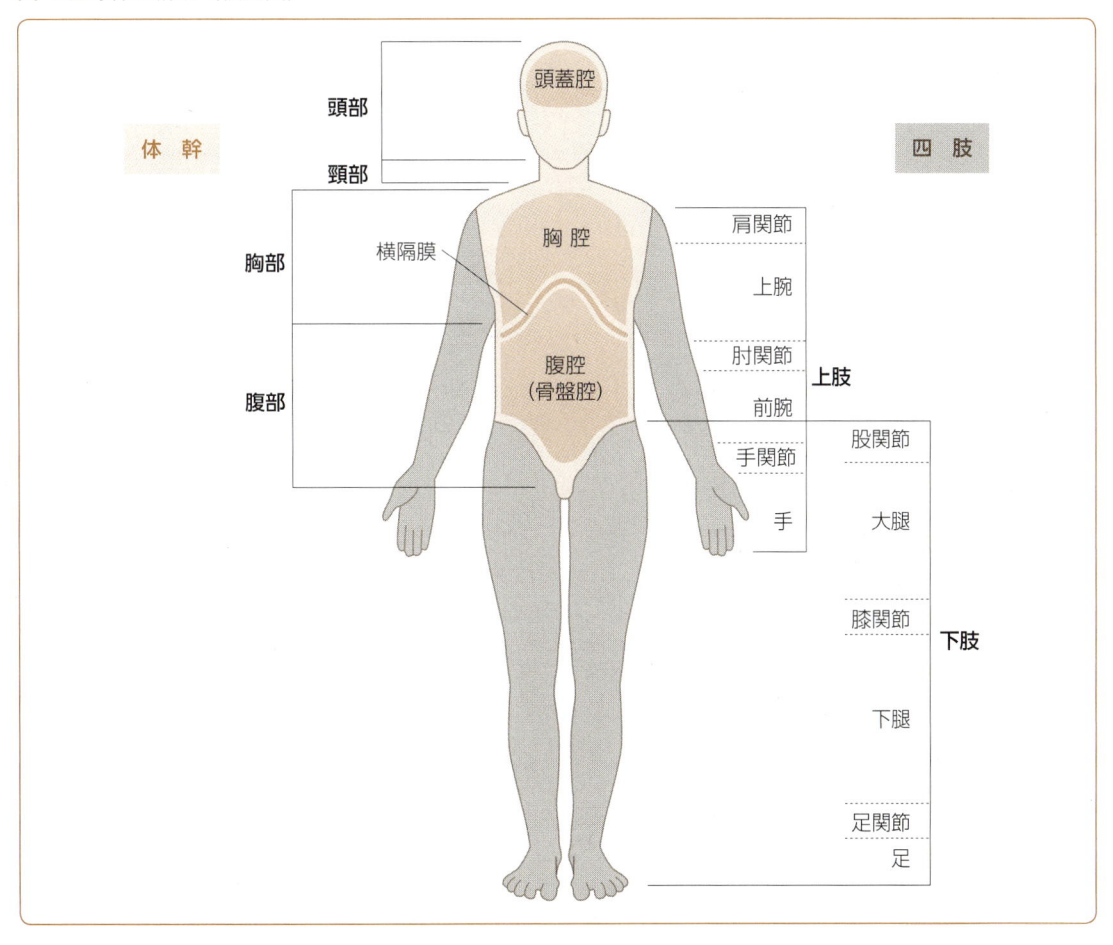

図2 ■頭部の構造（模式図）

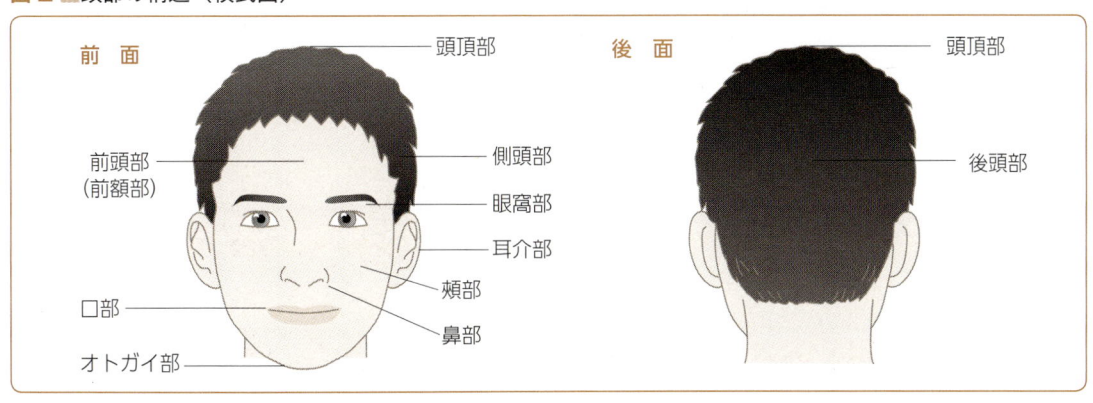

という。
▶ **前頭部**（ぜんとうぶ）
顔面の上部にある額の部位で，前額部ともいう。

付章　身体の表現に使われる基本用語

▶ **眼窩部**（がんかぶ）
左右の眼が存在する部位。
▶ **耳介部**（じかいぶ）
左右の外耳の一部。耳介の下部は耳たぶとよぶ。
▶ **頬部**（きょうぶ）
左右のほほのこと。
▶ **鼻部**（びぶ）
顔面の中心にあり，空気を内部に取り込み，加湿やほこりの除去を行う。
▶ **口部**（こうぶ）
上下に口唇（くちびる）がある。
▶ **頤部**（おとがいぶ）
顔面の最下部であり，下顎骨（したあご）の部位をいう。

2　頸部（けいぶ）[neck]

頭部と胸部の接続部位であり，頭部を支え，首ともよぶ。頸部には多数の神経や血管，リンパ管・リンパ節がある。背部には，頭蓋骨を支持している脊椎のうち7つの頸椎がある（図3）。

3　胸部（きょうぶ）[chest]

体幹の頸部と腹部との間，背部の脊椎（図4）の一部である胸椎よ

図3 ■ 脊椎の構造（模式図）

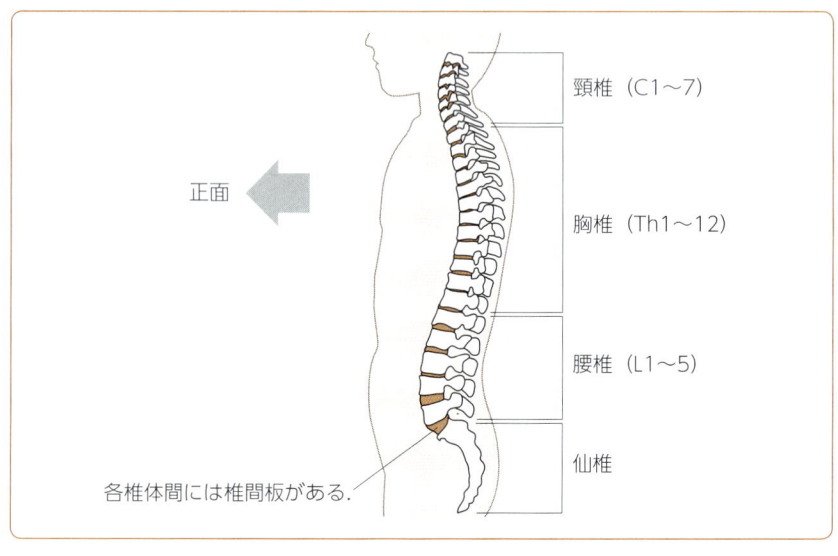

- 頸椎（C1〜7）
- 胸椎（Th1〜12）
- 腰椎（L1〜5）
- 仙椎
- 正面
- 各椎体間には椎間板がある．

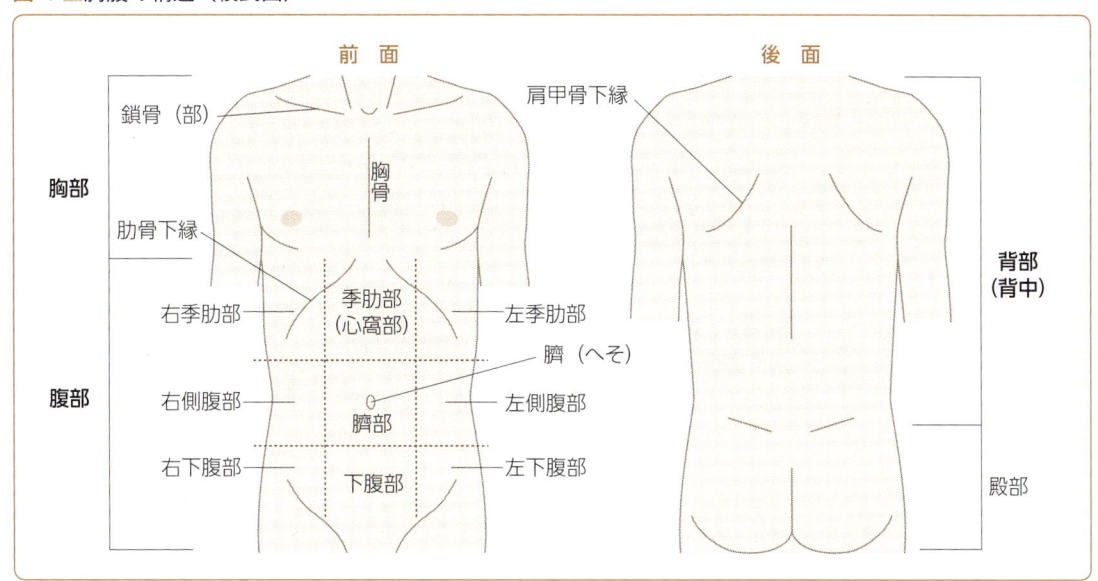

図4 ■胸腹の構造（模式図）

前面：鎖骨（部）、胸骨、肋骨下縁、季肋部（心窩部）、右季肋部、左季肋部、臍（へそ）、右側腹部、左側腹部、臍部、右下腹部、下腹部、左下腹部

胸部／腹部

後面：肩甲骨下縁、背部（背中）、殿部

り前方の部位。内部は，肋骨や肋軟骨で形成する胸郭がある。胸部前面中央には胸骨があり，胸郭の一部となっている。胸部前面の肋骨・肋軟骨の下縁までが胸部である。胸部背面は，胸椎から腰椎が中心にあり，上部に肩甲骨の下縁が認められる。胸部と腹部との明確な境界はないが，第12胸椎と付着する肋骨下縁レベルで腹部に連続している。胸部上部の左右端は，肩関節で上肢と結合している。上肢と胸壁の間にあるくぼみは腋窩といい，いわゆる「脇の下」である。

4　腹部（ふくぶ）[abdomen]

背部の5個の腰椎で体幹を支持し，周囲を多くの筋肉で囲んでいる。内部を腹腔といい，特に骨盤で囲まれた部分を骨盤腔という。

▶ 腹壁（ふくへき）

腹部の前面を表し，上中下と左中右にそれぞれ3分割し，計9か所の部位に分けて表現することが多い（図4）。特に上中央部は，季肋部や心窩部とよばれる。

▶ 腹腔（ふくくう）

背部の腰椎と下部の骨盤と腹部の筋肉で囲まれた空間で，腹腔内面や内部の臓器の全部あるいは一部が腹膜に覆われることで腹壁に固定されている。

B 四肢（しし）［limbs］

上肢2本と下肢2本を合わせて四肢という（図1参照）。

1 上肢（じょうし）［upper limb, arm］

体幹と肩関節で接続され，上腕，前腕，手を，それぞれ肘関節と手関節で結合している。

2 下肢（かし）［lower limb, leg］

体幹と股関節で接続され，体幹から順に，大腿，膝関節，下腿，足関節，足となる（図1参照）。

II 身体の方向・断面と動作を表す用語

A 身体の方向・断面を示す用語

1 身体の方向を示す用語（図5）

背面体幹では，縦方向の正中線に向かう方向が内側，反対方向が外側である。体幹の中心部から頭部方向が上，下肢方向が下である。頭部でも正中線に向かう方向が内側，反対方向が外側である。上肢では，肩関節方向が近位，手の方向が遠位であり，前腕では，橈骨のある方向を橈側（外側），尺骨のある方向を尺側（内側）という。下肢では，股関節方向を近位，足方向が遠位となる。下腿では，腓骨のある外側を腓側，脛骨のある内側を脛側という。

左側面では，腹側が前で，背側が後である。頭部方向を頭方（上方），足方向を尾方（下方）という。手では，手掌側を掌側，手背側はそのまま手背側という。足では，足背側をそのまま足背側，足の裏を足底という。

身体や臓器の表面に近い位置を浅，遠い位置を深と表現し，浅部・深部と表現する。

上肢での肘関節の曲がる方向と下肢の膝関節での曲がる方向を屈側という。これに対し，上肢と下肢でそれぞれ屈側の反対の方向を伸側という。

Ⅱ 身体の方向・断面と動作を表す用語

図5 ■身体の方向

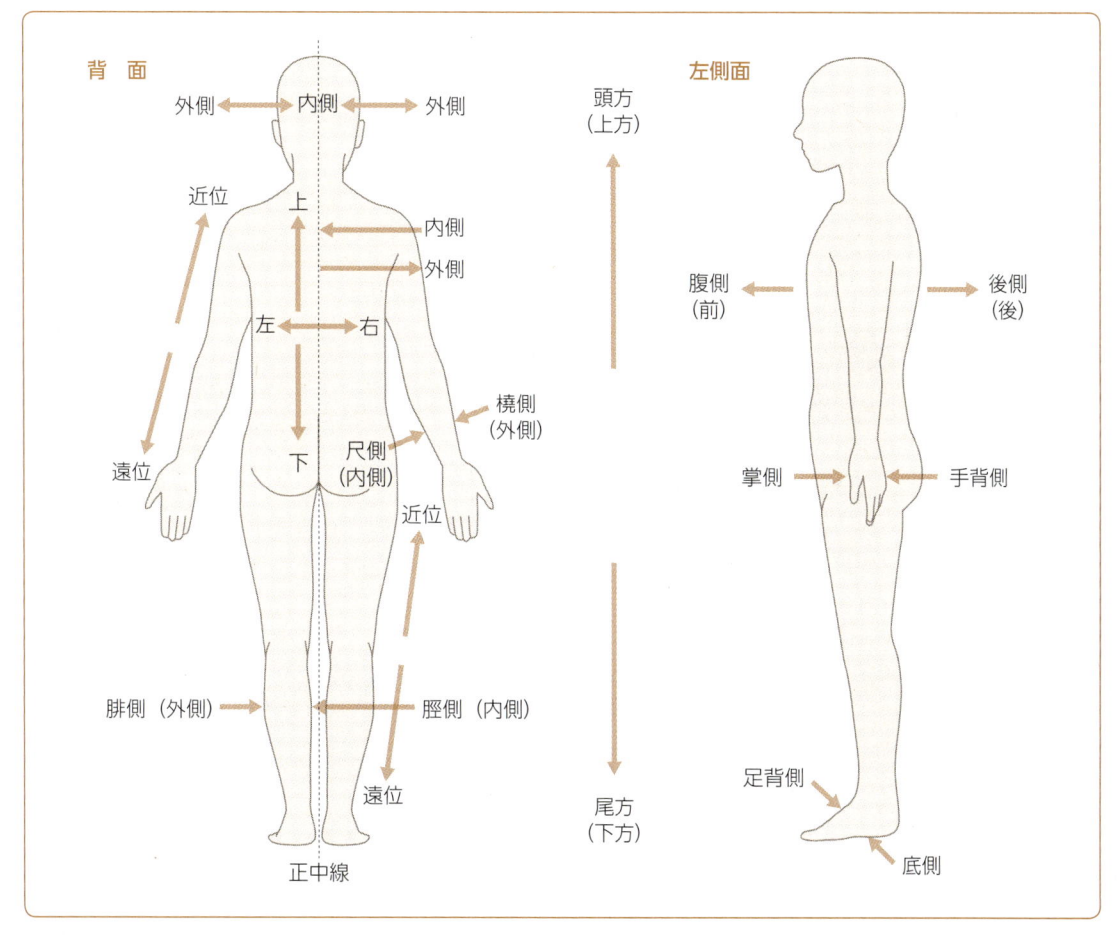

2 身体の断面を示す用語（図6）

　身体の垂直方向は，頭部から足へ向かう重力の方向であり，これが垂直軸（縦軸）となる。
　身体を前後に貫く方向を矢状軸，垂直軸と矢状軸に左右方向に直交する方向を水平軸（横軸）という。
　垂直軸を含み無数の断面のうち，垂直軸と矢状軸の両方を含む平面（断面）を矢状面といい，特に身体の真ん中を通る矢状面は正中矢状面であり，ただ一つしかない。
　水平軸と矢状軸を含み矢状面に垂直な平面を水平面という。水平軸と垂直軸を含み，矢状面（正中矢状面）に垂直で，額に対して平行な面を前額面または冠状面という。
　これらの正中面・矢状面・前額面を，それぞれ正中断・矢状断・前額

107

付章　身体の表現に使われる基本用語

図6 ■ 身体の断面

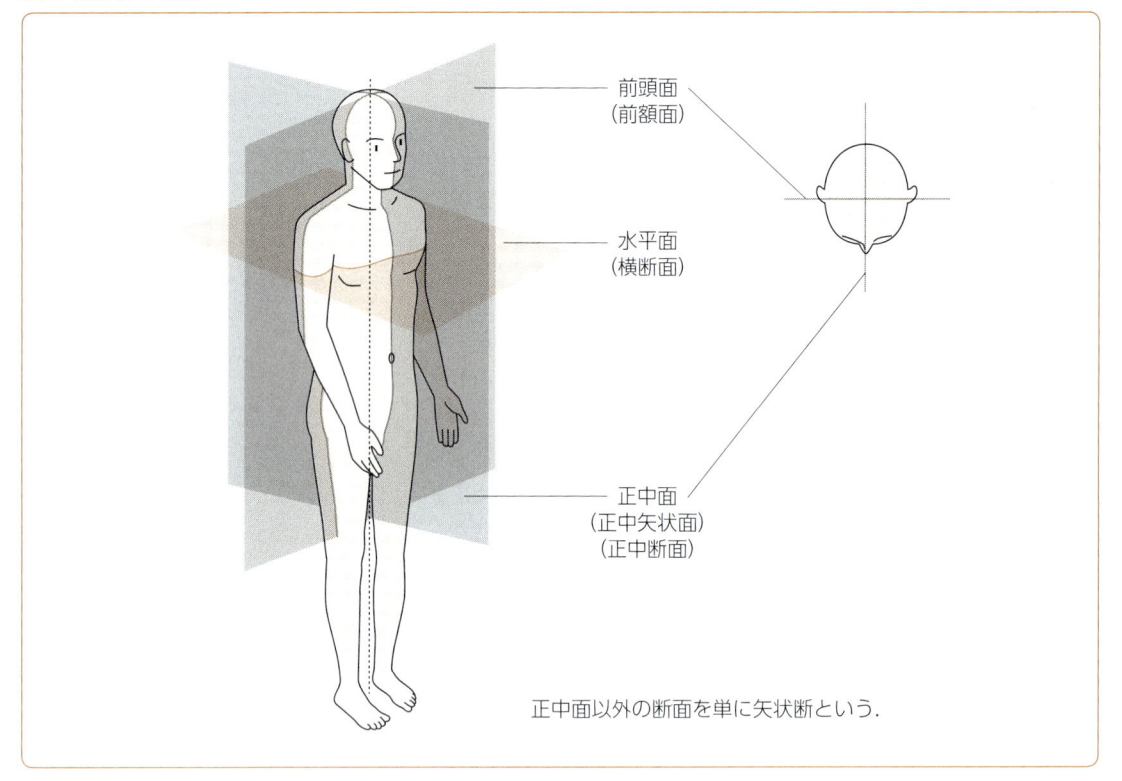

前頭面
（前額面）

水平面
（横断面）

正中面
（正中矢状面）
（正中断面）

正中面以外の断面を単に矢状断という．

断ともいい，頻用される．

B 身体の動作を示す用語

　身体を曲げる（屈曲）・伸ばす（伸展）動作は一般に使用されるが，四肢ではより複雑な運動を表現する必要がある．内転と外転，内旋と外旋，回内と回外，内反と外反などがある．

▶**内転**（ないてん）**と外転**（がいてん）（図7）

　上肢・下肢を正中面に近づける動作を（上肢・下肢の）内転，正中面から遠ざける動作を外転という．

▶**内旋**（ないせん）**と外旋**（がいせん）（図8）

　上肢では，上腕を親指が正面から中心に回して向ける（内方向に回す）動作が内旋で，上腕を親指が正面から外に回して向ける（外方向に回す）動作が外旋である．下肢では，立った状態で下肢の中心線を軸として，つま先を内側に回転して向ける動きを内旋，つま先を回転して外側に向ける動きを外旋という．

▶**回内**（かいない）**と回外**（かいがい）（図9）

図7 ■ 内転と外転

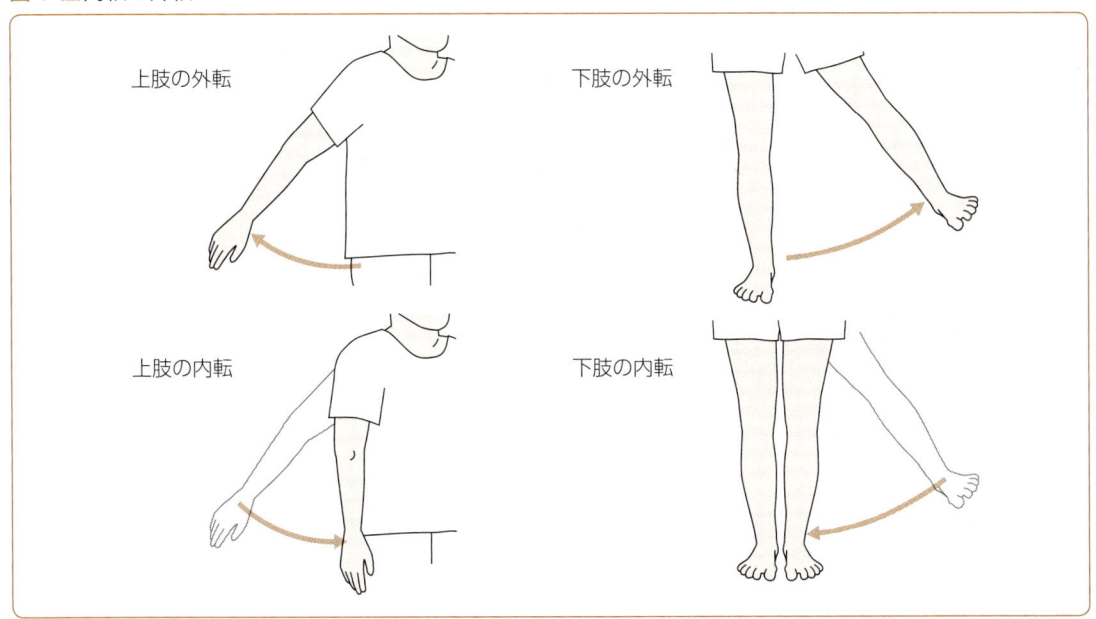

上肢の外転
下肢の外転
上肢の内転
下肢の内転

図8 ■ 内旋と外旋

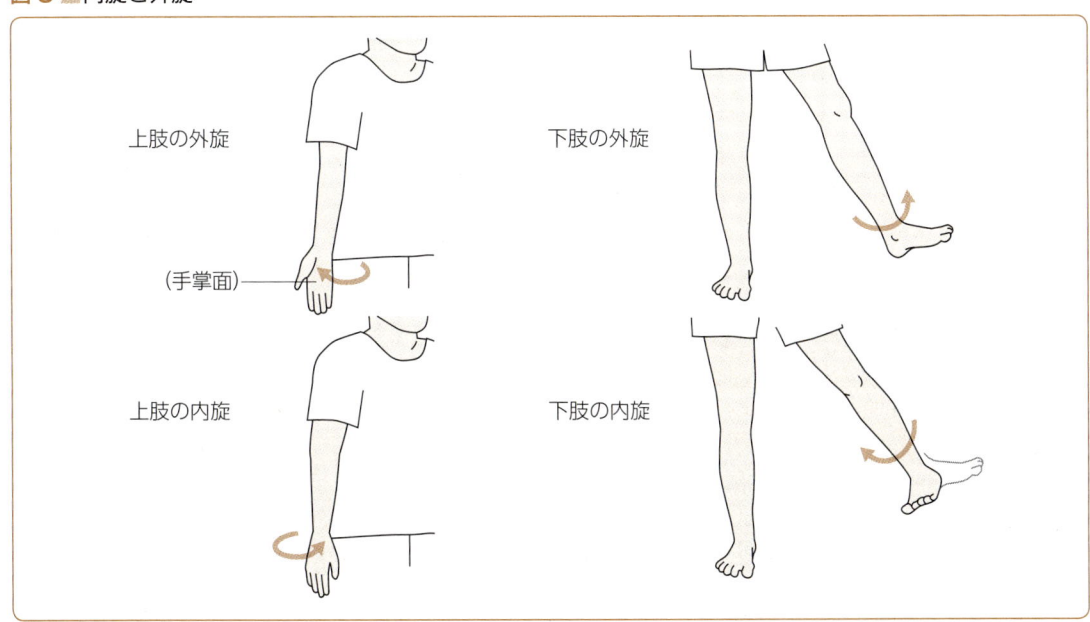

上肢の外旋
（手掌面）
下肢の外旋
上肢の内旋
下肢の内旋

　上肢では，肘関節から先の前腕を内側に回すことにより手掌面が正中矢状面と向かい合うようにする動作を回内，外側に回す動作が回外という。

▶ **内反（ないはん）と外反（がいはん）（図10）**

付章 身体の表現に使われる基本用語

図9 回内と回外

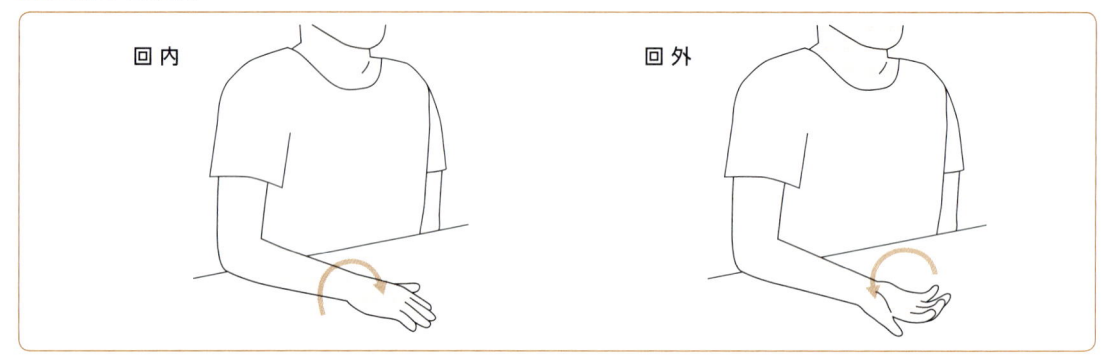

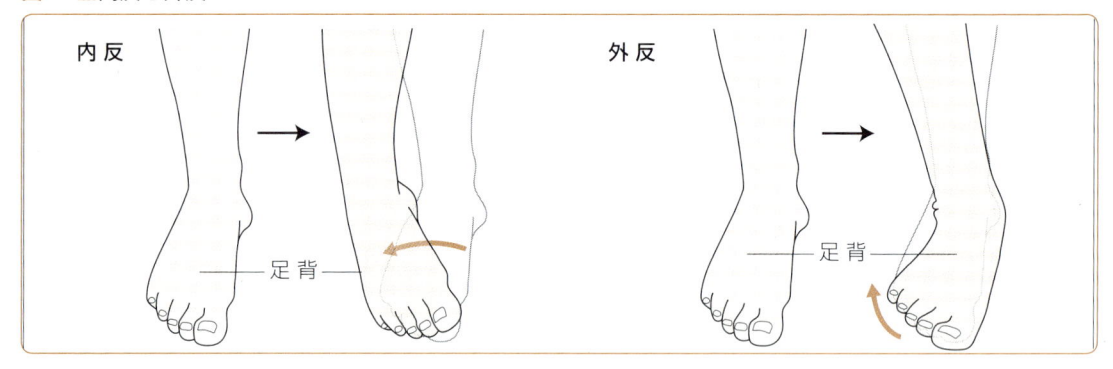

回内　　　　　　　　　　　回外

図10 内反と外反

内反　　　　　　　　　　　外反

足背　　　　　　　　　　　足背

　　　足底を正中面の方向に向ける動作を内反，外側に向ける動作を外反という。

III 解剖・生理の用語

A 解剖の用語

1　細胞 [cell]

　　身体構造の基本単位で，ヒトは約60兆個の細胞から構成されている。細胞が集合して役割をもつ集団を組織という。

2　組織 [tissue]

　　組織は分化した細胞の集団である。

3　器官 [organ]

いくつかの組織が集合して，ある決まった形と機能を有する部分。いくつかの器官が集合して決まった作用をするものを器官系という。

▶脳神経系（のうしんけいけい）
　中枢神経と末梢神経に分けられる。中枢神経は，大脳，間脳，中脳，橋，延髄，小脳および脊髄であり，送られてきた情報を分析・判断し，身体をコントロールする指示を出す。末梢神経は，中枢神経と身体の各部分をつなぎ，脳脊髄神経系（脳神経12対と脊髄神経31対），自律神経系（交感神経，副交感神経）がある。

▶感覚器系（かんかくきけい）
　いろいろな情報や刺激を受け取る器官のこと。たとえば，眼球は視覚情報の受容器（見るための器官）で，眼球に入った光の情報を視神経に伝える。

▶呼吸器系（こきゅうきけい）
　呼吸に関する器官の集まりで，吸気により空気（酸素）を取り込み，肺胞で酸素と二酸化炭素を交換して，呼気により体外に排出する。

▶循環器系（じゅんかんきけい）
　血液やリンパ液などを体内に循環させる器官で，それぞれ血管系，リンパ系といい，ほとんどが管状であるため脈管系ともいう。血管系は，心臓を中心とし，心臓から血液が出ていく血管を動脈，末梢から心臓に血液が戻る血管を静脈という。

▶消化器系（しょうかきけい）
　食物を体内に摂取し，栄養素の消化・吸収と貯蔵，および不消化物の排泄を行う器官群。

▶内分泌器系（ないぶんぴつきけい）
　ホルモンを分泌する器官群のこと。内分泌器官には，下垂体，甲状腺，副甲状腺，副腎，膵臓，卵巣などがあり，分泌されたホルモンは血液を通して作用する。

▶泌尿器系，生殖器系（ひにょうきけい，せいしょくきけい）
　泌尿器とは，身体に不要な物質（老廃物）や水分を尿としてつくり体外に排泄するための器官の総称。男性の生殖器では，精巣で精子がつくられ，精管を通り，精嚢に一時的に貯留され，前立腺からの分泌物とともに，尿道から放出される。女性では，卵巣から卵子が腹腔内に放出され，卵管采から取り込まれ，卵管を通り，子宮に到達する。通常は卵

付章　身体の表現に使われる基本用語

管内で受精が起こる。

▶ **筋・骨格系**（きん・こっかくけい）

　骨は身体の支柱であり，ヒトとしての骨格を約200個で形成している。筋は，横紋筋（随意筋）と平滑筋（不随意筋）からなる。

B　生理の用語

▶ **アナフィラキシー**［anaphylaxis］

　特定の原因物質に対する全身性の過剰な反応。

▶ **アレルギー**［allergy］

　身体へある物質を摂取または接触することにより，当該物質に対し体内で抗体がつくられ，同一物質の再度の摂取や接触時に抗原抗体反応が起き，身体が正常時よりも過敏な反応を起こした状態である。アレルギーの原因となる物質をアレルゲンという。

▶ **遺伝子**（いでんし）［gene］

　生物の形質（性質）が，ある細胞から次の世代に伝達されることを遺伝といい，この伝達される内容を規定している因子のこと。

▶ **運動**（うんどう）［motion］

　身体を意識的に動かす運動は，骨格筋（随意筋）の収縮・弛緩によって起こる。

▶ **血圧**（けつあつ）［blood pressure］

　心臓は拡張と収縮を繰り返して，身体に血液を送り出している。心臓が収縮したときに動脈にかかる圧を収縮期血圧，拡張したときを拡張期血圧といい，最大（最高）血圧，最小（最低）血圧ともいう。一般的に，「上がいくつ」「下がいくつ」という場合の「上」「下」は，それぞれ収縮期血圧と拡張期血圧のこと。成人の診察室血圧で，正常血圧は収縮期血圧が120mmHg未満かつ拡張期血圧が80mmHg未満，正常高値血圧は収縮期血圧が120〜129mmHgかつ拡張期血圧が80mmHg未満である。

▶ **血液**（けつえき）［blood］

　血管内を流れる体液のこと。体重の約1/14〜1/11であり，その80％は水分である。

▶ **血液型**（けつえきがた）［blood groups］

　ヒトの血液型は赤血球の表面にある抗原で決まる。抗原は多数あるが，輸血などで重要となるのは主としてABO型，Rh型である。

▶ **呼吸**（こきゅう）［respiration］

　身体に必要な酸素を取り込み，過剰な二酸化炭素を排出するガス交換

運動のこと。体外に二酸化炭素を放出し酸素を取り込むガス交換を外呼吸，組織の細胞内から二酸化炭素を取り出し酸素を供給するガス交換を内呼吸というが，通常いわれる呼吸は外呼吸のこと。

▶消化（しょうか）[digestion]，吸収（きゅうしゅう）[absorption]

身体内で食物を吸収できる形に変化させることを消化といい，消化器官を通じて吸収する。消化には，消化器の運動と消化液の作用，腸内細菌の作用などが必要である。

▶体温（たいおん）[temperature]

ヒトは恒温の動物である。測定部位は，腋窩（脇の下），口腔，直腸，鼓膜などが用いられる。健常者の腋窩温は36.8℃程度で，通常は，直腸温＞口腔温＞腋窩温である。急激に高熱となる場合に，悪寒戦慄をきたすことがある。病的であった体温が下がることを解熱という。

▶体液（たいえき）[body fluid]

体内の水溶液のことで，細胞内液と細胞外液に分けられる。成人男性では体重の約60％である。新生児期は約80％だが，4歳でほぼ成人と同じ60％，高齢者では約50％になる。

▶代謝（たいしゃ）[metabolism]

身体がエネルギーや物質を外部から取り込み，さらに体内で必要な物質とすることを同化，不用となった物質を体外に放出することを異化という。この働きを代謝という。

▶発汗（はっかん）[sweating]

汗は，皮膚の汗腺から分泌される液体で，わずかに塩化物を含む水である。ヒトでは，主として体温調節の役割があり，気温が高ければ多くなり，低い場合には少なくなる。

▶脈拍（みゃくはく）[pulse]

心臓が規則的に収縮して押し出された血液による動脈の周期的な動き。体表の近くを走る動脈である手首の橈骨動脈などに触れることで知ることができる。通常は1分間の回数で表現され，成人では，回数の多い場合（100以上）を頻脈，少ない場合（50以下）を徐脈といい，規則性でない場合を不整脈とよぶ。

▶免疫（めんえき）[immunity]

ウイルスや細菌などの病原体など，自分と異なる異物を判断し，攻撃し排除しようとする防御システム。

付録

医療にかかわる用語一覧

欧文

ADHD　65
ADL　85
BMI　28
CT　5
HELLP症候群　59
IQ　65
JCS　19
MRI　4
MSW　90
PET　9
POS　12
PSA　44
PTSD　27,70
RDS　51
SOAP　10
TORCH症候群　57
TTN　57
WHO　100

和文

あ

悪液質　15
アスペルガー症候群　65
アナフィラキシー　112
アプガースコア　52
アレルギー　112

い

息切れ　39
医原病　96
医行為　4
医師　89
意識障害　15,30
異食症　15
異所性妊娠　52
依存症　97
一部負担金　74
溢乳　52
遺伝子　112
遺尿症　39
いびき　30
医療監視　93
医療計画　93
医療行為　4
医療事務　90
医療処置　4
医療秘書　90
医療法　74,94
医療保険制度　74
咽頭痛　30
院内感染　97
インフォームドコンセント
　　　　　　　　10,97
陰部潰瘍　40

う

運動　112
運動障害　48

え

栄養士　90
会陰切開　52
疫学　97
円形脱毛症　30
遠視　31
炎症　15

お

嘔気　31
黄疸　61
嘔吐　31
悪寒戦慄　15
悪阻　52
頤部　104

か

回外　108
介護　85
介護施設　86
介護福祉士　86
介護保険　86
介護療養型医療施設　86
介護老人保健施設　86
外斜視　31
外傷　16
外旋　108
回旋異常　52
咳嗽　31
外転　108
回内　108
外反　109

回復期リハビリテーション病棟　94
解離性健忘　66
解離性昏迷　66
解離性障害　66
解離性てんかん　66
解離性遁走　66
下顎呼吸　16
過期産　52
下肢　106
過食症　66
画像検査　4
家族歴　4
過多月経　40
カタレプシー　66
喀血　40
学校保健　97
寛解　16
感覚器系　111
眼窩部　104
眼球突出　31
環境保健　97
ガングリオン　61
間欠性跛行　48
眼瞼浮腫　31
看護師　90
看護体制　94
眼脂　31
眼振　31
関節痛　16,48
感染症　16
感染症の予防及び感染症の患者に対する医療に関する法律　97
感染症予防　97
がんの治療　16
肝不全　40
顔面神経麻痺　32
顔面蒼白　32
管理料　80
緩和ケア　17
緩和ケア病棟　94

き

既往歴　4
記憶障害　48
期外収縮　17

器官　111
気胸　40
起座位　17
起座呼吸　17
吃音　32
吃逆　40
気分障害　66
脚ブロック　17
嗅覚障害　32
救急救命士　91
急性腹症　40
強直間代発作　48
胸痛　40
共同偏視　32
胸内苦悶　41
胸部　104
頰部　104
胸部圧迫感　41
胸部絞扼感　41
鏡面像　41
巨大児　52
筋・骨格系　112
近視　32

く

くしゃみ　32
クスマウル大呼吸　18
苦悶状顔貌　32
グループホーム　86

け

ケアプラン　87
ケアマネジャー　87
軽躁状態　66
軽費老人ホーム　87
頸部　104
頸部痛　32
頸部リンパ節　32
傾眠　33
痙攣　48
血圧　18,112
血液　112
血液型　112
血液型不適合妊娠　53
結核予防　98
血管腫　61

月経困難　41
欠神発作　49
血痰　41
血尿　41
血便　41
結膜　33
結膜炎　33
解熱　18
下痢　41
ケルニッヒ徴候　49
眩暈　33
幻覚　18,66
現金給付　75
健康増進法　75
健康保険組合　76
言語障害　18,33
言語聴覚士　91
見当識障害　33
限度額適用認定証　75
見読性　11
現病歴　4
現物給付　76
健忘　33
健忘性障害　66

こ

誤飲　33
光覚　34
高額療養費　76
口渇　34
後期高齢者医療広域連合　76
後期高齢者医療制度　77
後弓反張　18
口腔乾燥症　34
高血圧　18
公衆衛生　98
更生医療　94
厚生年金　95
公的医療保険　77
高度医療　77
口内炎　34
高年初産　53
紅斑　61
広汎性発達障害　67
公費負担医療　77
口部　104
項部硬直　34

高齢者の医療の確保に関する法律　77
誤嚥　34
呼吸　18,112
呼吸器系　111
呼吸困難　42
呼吸促迫　18
呼吸停止　19
国民医療費　77
国民皆保険制度　79
国民健康保険　79
国民健康保険組合　79
国民健康保険団体連合会　79
国民年金　95
個人情報　98
個人情報の保護に関する法律　11
骨髄抑制　19
骨折　19
混合診療　79
昏睡　34
昏迷　34
昏朦　34

さ

サービス付き高齢者向け住宅　87
細菌尿　42
再診　5
臍帯ヘルニア　53
在宅介護　87
サイトカイン　19
臍ヘルニア　53
細胞　110
作業療法士　91
嗄声　34
産業医　98
産業保健　99
散瞳　34
産瘤　53

し

歯科医師　91
耳介部　104
歯科衛生士　91
歯科技工士　91

視覚障害　35
子癇　53
時間外受診　79
子宮内胎児発育遅延　53
自己負担限度額　80
自殺念慮　67
四肢　106
四肢麻痺　49
視診　4
ジストニア　19
耳痛　35
膝蓋腱反射　49
失神　35
疾病　5
自動車損害賠償責任保険　80
児童相談所　95
児童福祉法　95
指導料　80
視能訓練士　91
紫斑　61
自閉　67
自閉症　20
耳鳴　35
社会福祉サービス　95
社会福祉士　87
社会福祉法　95
社会保険診療報酬支払基金　81
視野狭窄　35
社交不安障害　67
周産期　53
集中治療室　5
宿主　99
縮瞳　35
宿便　42
受診　5
主訴　5
出生体重　54
出生率　99
腫瘍　20
腫瘍マーカー　20
循環器系　111
准看護師　91
常位胎盤早期剝離　54
消化　113
消化器系　111
小規模多機能型居宅介護　88
上肢　106

少子高齢化　99
症状詳記　81
小児慢性特定疾患治療研究事業　81
触診　5
褥瘡　61
食中毒　99
食中毒予防　99
褥婦　54
食欲亢進　20
食欲不振　21
除細動　21
助産師　92
助産所　5
初診　5
処置　4
ショック　21
処方せん　6
徐脈　21
自律神経系　49
自律神経失調症　67
視力異常　35
耳漏　35
心因性難聴　67
心因性反応　67
呻吟　54
心筋梗塞　42
神経学的診察　6
神経症　67
神経性食欲（思）不振症　68
心身症　68
新生児　54
新生児黄疸　54
新生児仮死　54
新生児メレナ　54
真正性　11
振戦　21
心臓停止　21
身体障害者　95
身体障害者福祉法　95
身体表現性障害　68
診断　7
心停止　21
心肺停止　21
心不全　21,42
腎不全　22,42
蕁麻疹　61
診療記録　11

診療所　7
診療情報管理士　92
診療放射線技師　92
診療報酬　81
診療報酬明細書　81
診療録　11

す

水疱　62
髄膜刺激症状　49
睡眠時無呼吸症候群　68
睡眠障害　68
頭重　35
頭痛　35

せ

生活習慣病　99
生活保護　96
生活歴　7
生殖器系　111
精神運動発達　55
精神運動発達遅延　22
精神科救急医療　99
精神症状　22
精神遅滞　68
精神保健　99
精神保健及び精神障害者福祉に
　関する法律　100
精神保健指定医　100
性同一性障害　68
脊髄反射　49
摂食障害　68
舌苔　36
前期破水　55
全国健康保険協会　81
染色体異常　55
先進医療　82
全身状態　22
前置胎盤　55
先天異常　55
先天性心疾患　55
先天性風疹症候群　56
前頭部　103
喘鳴　36,42
せん妄　36

そ

臓器移植　22
臓器の移植に関する法律　96
双極性障害　69
早産　56
創傷　23
双胎妊娠　56
掻痒　62
側臥位　23
組織　110
蘇生　23
措置入院　100

た

体位　24
胎位　56
体液　113
体温　24,113
体格　24
体幹　102
帯下　42
胎向　56
対光反射　36
胎児機能不全　56
代謝　113
帯状疱疹　42,62
胎勢　56
耐性菌　24
胎便吸引症候群　56
多飲　36
ダウン症候群　57
打診　7
立入検査　93
たちくらみ　36
脱臼　24
脱水　62
脱力感　49
脱力発作　49
多尿　42
多弁　69
打撲　24
短期入所サービス　88
胆石症　43
たんぱく尿　43

ち

チアノーゼ　62
地域包括ケアシステム　88
地域包括支援センター　88
チェーン・ストークス型呼吸
　　24
知覚障害　49
チック　24,69
知能指数　25
痴呆　69
中央社会保険医療協議会　82
中枢神経系　50
超音波検査　7
聴診　7
腸閉塞　43
直腸診　7

つ

対麻痺　50
通所介護サービス　88

て

帝王切開　57
低血圧　25
低出生体重児　57
低身長　25
低体温　25
停留精巣　57
適応障害　69
出来高払い　82
転移　25
てんかん　69
てんかん発作　25
転帰　7
電子カルテ　12
点状出血　62
点頭てんかん　50

と

動悸　25,43
頭血腫　57
統合失調症　69
瞳孔不同　36
疼痛　25

付録

糖尿　43
頭部　102
特定健診　82
特定疾患治療研究事業　82
特定保健指導　82
特別養護老人ホーム　88
吐血　43
吐乳　58

な
内斜視　36
内診　8
内旋　108
内転　108
内反　109
内分泌器系　111
ナルコレプシー　70
難聴　37

に
乳汁分泌　43
尿　26
尿失禁　43
尿毒症　43
任意入院　100
妊娠　58
妊娠高血圧症候群　58
妊娠週数　58
妊娠中毒症　58
妊娠徴候　58
認知症　50
認知障害　71

ね
熱型　26
熱傷　62
熱性痙攣　50
年金　96
捻挫　26

の
脳死　26
脳神経系　111
膿尿　43

膿疱　62

は
パーソナリティ障害　70
肺気腫　44
敗血症　26
バイタルサイン　26
排尿困難　44
排尿痛　44
背部痛　44
拍動性腫瘤　44
跛行　50
発汗　113
発達障害　26,70
発熱　27
パニック障害　70
半座位　27
板状硬　44
斑状出血　62
反跳痛　44
パンデミック　100
半盲　37

ひ
皮下気腫　63
肥厚性幽門狭窄症　58
鼻汁　37
鼻出血　37
ヒステリー性運動失調症　70
ヒト絨毛性ゴナドトロピン　59
泌尿器系　111
鼻部　104
皮膚潰瘍　63
被扶養者　83
飛蚊症　37
鼻閉　37
被保険者　83
肥満　27
病院　8
病原体　100
標準体重　27
表情　37
病床　8
病棟　9
病歴　9

鼻翼呼吸　27
日和見感染　27,100
ヒルシュスプルング病　59
頻尿　44
頻脈　28

ふ
不安障害　28,70
腹腔　105
複視　37
腹痛　44
副乳　45
腹部　105
腹部腫瘤　45
腹部膨満　45
腹部膨隆　45
腹壁　105
腹膜刺激症状　45
浮腫　63
不随意運動　28
不整脈　28
不定愁訴　28
舞踏病　28
不妊　59
不眠症　37
フラッシュバック　70
フリーエア　46
ブルジンスキー徴候　50
ブルンベルグ徴候　46
分娩　59

へ
ヘルニア嵌頓　46
変視症　38
便通　46
便秘　46
片麻痺　50

ほ
包括払い　83
胞状奇胎　59
帽状腱膜下血腫　60
乏尿　46
訪問介護サービス　89
保険医　83

118

保険医療機関　83
保険金受取人　83
保健師　92
保険者　83
保健所　100
保険調剤　84
保険料　84
歩行障害　51
母子健康手帳　101
母子保健　101
保存性　14
発疹　63
母斑　63

ま

末梢神経系　51
満月様顔貌　38

み

ミオクローヌス　29
ミオクローヌス発作　51
脈拍　29,113
民間医療保険　84

む

無為　71
無月経　46
無呼吸発作　60
無尿　47
胸やけ　47
無欲状顔貌　38

め

眼　38

めまい　38
免疫　113

も

妄想　71
モロー反射　60
問診　9

や

薬剤師　92
夜盲症　38

ゆ

疣贅　63
有料老人ホーム　89

よ

要介護度　89
養護老人ホーム　89
羊水過少　60
羊水過多　60
腰痛　47
抑うつ状態　29,71
予後　9
予診　9
予防接種　29,101

ら

乱視　38

り

理学的所見　9

理学的診察　10
理学療法士　92
裏急後重　47
離人症　71
流産　60
療養担当規則　84
臨床検査　10
臨床検査技師　92
臨床工学技士　93
倫理審査委員会　101

る

るい痩　29

れ

冷汗　38
レイノー症状　63
レット症候群　71
レントゲン検査　10

ろ

老人福祉法　96
労働安全衛生法　101
労働基準法　101
労働者災害補償保険　85
肋間神経痛　47

119

# コミュニケーション論

第1章 コミュニケーションの重要性

I 人間関係を豊かにするコミュニケーションとは

　良好な家族関係や友人関係，あるいは順調に進んでいる仕事の現場では，コミュニケーションが適切に図られていることがみてとれる。一方，仕事におけるトラブルやミスの多くは，コミュニケーション不足が原因であるという。したがって，われわれが社会人として良い人間関係を築き，より良い仕事をするためには，コミュニケーションのあり方を理解し，その力を身につける必要がある。

　ここでは，コミュニケーションが医療秘書の職務にどのような影響を与えるのか，また，医療機関が，あなたのコミュニケーション能力を高めたいと考える理由やあなたに期待していることは何かを考える。

A コミュニケーション能力とは

　自分のコミュニケーション能力をどのように評価（把握，理解）しているだろうか。「おしゃべり大好き。すぐに友達をつくれるからコミュニケーション能力は高い」という人もいれば，「人見知りタイプで話し下手。だからコミュニケーション能力は低い」と考える人もいるだろう。しかし，コミュニケーション能力は，このような条件だけで決まるものではない。

　なぜなら，楽しくおしゃべりするのが得意だという人が，伝えるべき内容をうまく伝えていないことがある。逆にコミュニケーションが苦手と思っている人のなかに，事前に話す内容を整理し，適切に伝えることができる人もいる。このような事実から，コミュニケーション能力が饒舌に話せることを指すのではないことがわかるだろう。

　コミュニケーション能力とは，聴く力，読む力，見る力，考える力，

I 人間関係を豊かにするコミュニケーションとは

図 1-1 ■コミュニケーションに必要な能力

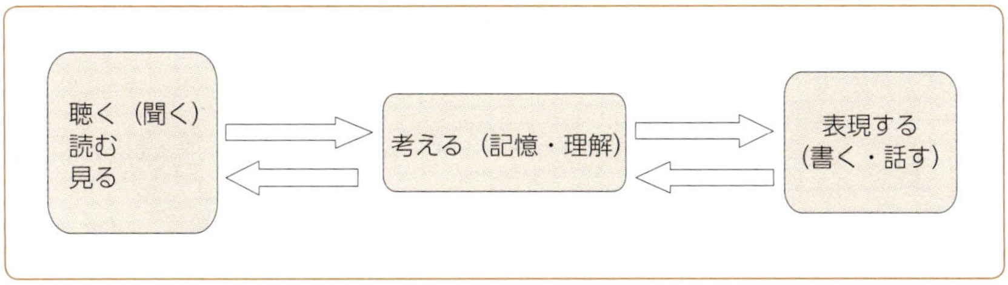

```
聴く（聞く）  ⇄  考える（記憶・理解）  ⇄  表現する
読む                                    （書く・話す）
見る
```

書く力，**話す力**を統合したものである（図 1-1）。自分が苦手と感じている部分は，得意な部分が補完していると考えてよい。つまり，入手した情報を整理し，考え，まとめたうえで表現するという総合的な能力がコミュニケーション能力なのである。

コミュニケーション能力を高めるには，他者に，情報（知識，思考，感情など）を正確に伝えたいと心から願う気持ちと，「きちんと伝えることができただろうか」「正確に伝えるにはどのような工夫や努力が必要だろうか」と常に考え，苦手部分を改善する努力が大切になる。つまり，コミュニケーション能力は，本人の意識しだいで向上させることができる。

B 医療機関が期待する職員のコミュニケーション能力とは

1 窓口業務を行う職員の役割とコミュニケーションのあり方

患者やその家族が医療機関（病院，診療所など）を訪れたときに，最初に対応するのは窓口（受付，事務）の職員である。このときの印象（**第一印象**）で患者や家族は，その医療機関に対して様々なイメージを膨らませる。この事実から，窓口（受付）業務を行う職員は，病院の顔ともいえる存在であることがわかる。

では，この窓口業務を行う職員のコミュニケーション能力は，患者やその家族，そして医療機関にどのような影響を及ぼすのか，初診の患者を例に考えてみよう。

心身に病を抱え医療機関を訪れた患者や家族の気持ちには，「つらい」「苦しい」「不安」など様々なものがある。窓口業務に携わる職員（以下，窓口職員）は，立場上，患者やその家族に，「当院は初めてですか」と尋ね，「問診票の記述をお願いします」と依頼する。これが患者・家族と窓口職員との間で初めて行われるコミュニケーションであり，医療機関における情報のやりとりの第一歩である（図 1-2）。

123

図1-2 ■待合室の風景

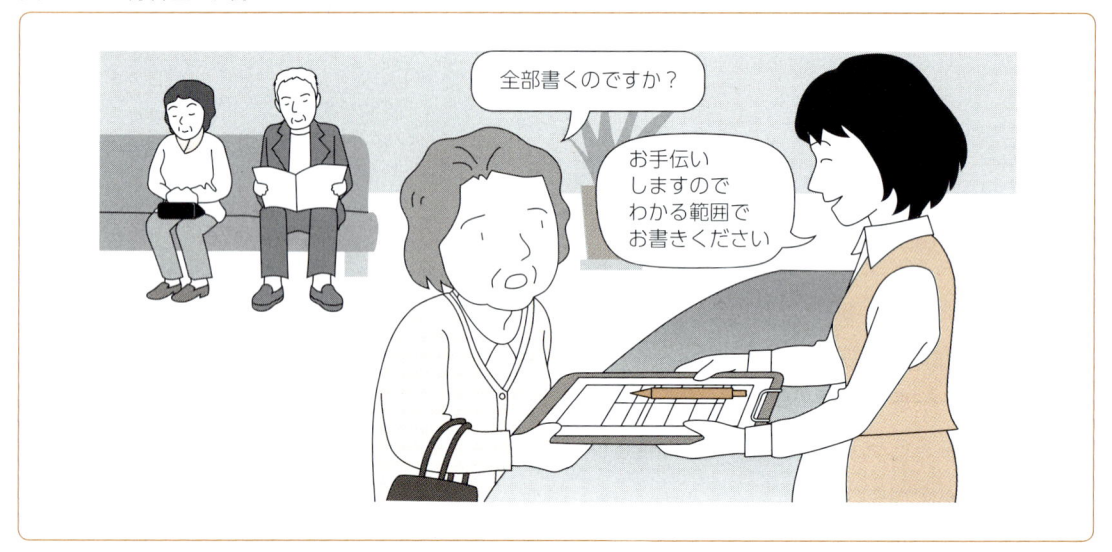

　では，これらの言葉を表情の乏しい窓口職員から言われた患者や家族はどのような気持ちになるだろうか。一方，必須事項以外に「おはようございます（こんにちは）」「お手数ですが，わかる範囲でお書きください」「申し訳ございません，しばらくお待ちください」「何かございましたら遠慮なくお声をかけてください」などの言葉を優しい笑顔と穏やかな口調でかけられたらどうだろう。また，高齢者や障害のある患者との対応では，患者が窓口に来るのを待つのではなく，患者のそばに行って話をし，問診票を書く手助けをしたらどうだろう。患者や家族は，「この病院（診療所）に来てよかった」と思うのではないだろうか。

　窓口職員の役割は，単に手続き方法の伝達や必要事項記述の確認だけではない。患者や家族の不安や負担を軽くすることも役割の一つである。したがって，相手の立場に立ち，相手の気持ちに寄り添った言葉かけや行動も，窓口職員の重要な業務であると考え，適切な対応を行う必要がある。

2　職員のコミュニケーション能力向上が医療機関に与える影響

　窓口職員のコミュニケーション能力は，患者や家族の医療機関に対する**信頼度**や**満足度**に大きな影響を与える。

　つまり，窓口職員が，患者の苦痛や不安に寄り添いながら，速やかに，そして適切に医師や看護師などにつなぐことは，患者の苦痛や負担を減らすことであり，患者・家族の医療機関に対する満足度を高めることに

図1-3■医療機関におけるコミュニケーションの役割

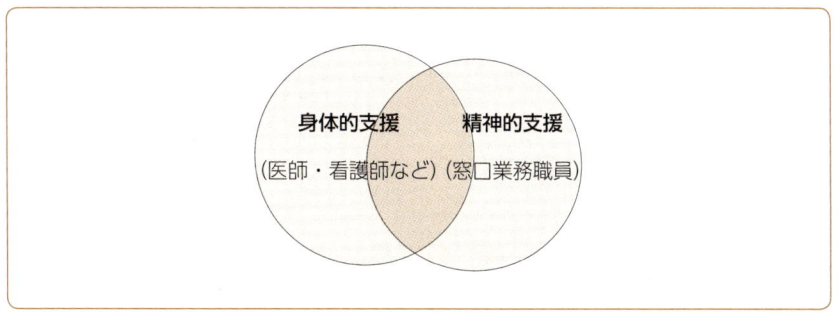

身体的支援　精神的支援
（医師・看護師など）（窓口業務職員）

つながる。

　この医療機関に対する患者の信頼度や満足度は，治療効果にも影響を及ぼす。たとえば，慢性的で回復に時間のかかる疾患の患者が，通院する医療機関に対して信頼感や満足感をもっていない場合は，自己判断で治療を中断したり，薬を飲まなくなったりすることがある。しかし，医師や看護師だけでなく，窓口職員までもが，すぐに結果が出ない患者のつらさに寄り添い，折に触れ治療することの必要性を伝え，患者の頑張りを認める声かけをしていけば，医療機関に対する信頼感が増し，治療が順調に進む可能性が高くなる（図1-3）。

　現実の窓口職員の言動を観察してみると，特に大規模な医療機関では決まった言葉を繰り返している傾向がある。窓口職員にコミュニケーション能力はあっても，その能力が適切に活用されてないのが実態のようである。

　なお，患者や家族が窓口職員に期待するコミュニケーションは，言葉だけではない。窓口職員の，周りを明るくさせる笑顔や態度，しぐさには，医療機関と患者・家族をつなぎ信頼感や満足感を高める力がある。

　したがって，窓口職員には，心のこもった言葉遣いと，優しさや温か

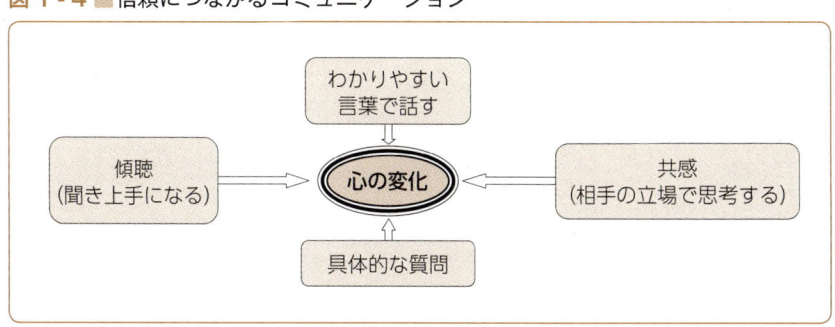

図1-4■信頼につながるコミュニケーション

わかりやすい言葉で話す
傾聴（聞き上手になる）　心の変化　共感（相手の立場で思考する）
具体的な質問

さの感じられる表情やしぐさで患者に応対してもらいたい。コミュニケーションが良好であれば，周囲に笑顔があふれる。また，仕事も順調に進められる。的確で良好なコミュニケーションは，自分を含めるすべての人々を幸せな気持ちにさせるものであることを忘れてはならない（図 1 - 4 ）。

【初対面の人が抱く自分のイメージを知るワークシート】

〈第一印象ゲーム〉

●他の人のイメージ

項目	回答	理由
最も好きな食べ物		
最も好きな季節		
最も好きな色		
最も好きな音楽		
最も好きな動物		

●自分の回答・理由

項目	回答	理由
最も好きな食べ物		
最も好きな季節		
最も好きな色		
最も好きな音楽		
最も好きな動物		

＊自分の回答・理由を書く。その後，他の人の抱く自分のイメージを項目ごとに聴いていく。みなの回答を聴いてから自分の回答を述べる。印象と本当の自分の差を確認する（なぜそのように思われたのかを確認する）。

第2章 コミュニケーションの基本

I コミュニケーションの基礎知識

　コミュニケーションの手段には**言語**と**非言語**によるものがある。
　アメリカの心理学者メラビアン（Mehrabian, A.）によれば，人間のコミュニケーションは言語コミュニケーションと非言語コミュニケーションで構成され，情報を発信する者が情報を受け取る者に与える印象の大きさは，話の内容などの言語情報が7％，見た目などの視覚情報が55％，口調や話の速さなどの聴覚情報が38％の割合だという（メラビアンの法則，1970年代の報告）。また，同じくアメリカのバードウィステル（Birdwhistell, R.L.）は，個人対個人のメッセージ伝達力は言語で伝わる確率は35％，非言語で伝わる確率は65％であるという研究結果を報告している。このメラビアンとバードウィステルの研究から，メッセージを正確に伝えるには言語・非言語の両方が必要であることがわかる。
　つまり，情報は，言語コミュニケーションと非言語コミュニケーションの特徴や伝達力などを理解したうえで適切に使用すれば正しく伝えることができると考えられている。ここでは，これらの理論を踏まえ，言語コミュニケーション，非言語コミュニケーションの効果的な使い方について学ぶ。

A 言語コミュニケーションとは

　言語コミュニケーション（バーバルコミュニケーション）とは，会話や文字などの「言語（バーバル）」を使って行うコミュニケーションのことをいう。言語コミュニケーションの方法には，直接会って話し合う（対話，会話），電話，手紙，印刷物，書籍，メールなどがある。業務日記，報告書，実践記録，手話，要約筆記なども言語コミュニケーション

である。

　なお，日記にはプライベートなものもある。どちらの日記も言語コミュニケーションであるが，業務日記は第三者に伝える情報を計画的・意図的に記述したものであり，プライベートな日記は将来の自分が読み手で，自分に向けた主観的な記録といえる。この自分に向けた言語コミュニケーションは，**内的コミュニケーション**ともいわれ，自分の価値観を変化・拡大させることに役立つ。また，他の人との双方向的な言語コミュニケーションは，自分の考えや行動を確認したり思考を深めたりすることに役立つ。

B 非言語コミュニケーションとは

　非言語コミュニケーション（ノンバーバルコミュニケーション） には，表情，身振り，姿勢，視線，口調をはじめ，声の質や強さ，服装，髪型，化粧，身だしなみなどが含まれる。

　非言語コミュニケーションの実践では，出身地（国や地域）や世代によって違いがみられる。具体的な違いには，①挨拶のしかた，②マナー，③常識，④生活上の価値観などがある。これらの違いがある人と良好な人間関係を築くには，相手の生活習慣や文化に基づく慣習などを理解してかかわる必要がある。誤解を生じさせない非言語コミュニケーションは，相手と自分の違いを確認することから始めなければならない。

　違いを感じる可能性の高い非言語には，挨拶のしかたなどの身振りや服装，髪型，身だしなみなどがある。なお「喜び」「驚き」「怒り」「不安」「恐怖」「苦痛」「悲しみ」などが理解できる表情は，国や地域，世代などの影響をほとんど受けない万国共通の非言語コミュニケーションと考えてよい。

　非言語コミュニケーションには，心の状態を映し出す鏡のような働きがある。実際，不愉快な気分でコミュニケーションをとる人の表情は硬く，口調は強くなる。一方，幸せな気分の人は，優しい表情と穏やかな口調で話す。したがって，コミュニケーションをとるときは，自分の気持ちが表情や態度などの非言語に出る可能性があることを気にかける必要がある。

　より良い人間関係は，話す内容（**言語情報**）よりも，話す人の態度や表情（**非言語情報**）によって培われやすいといわれる。さらに自分が発信した情報を相手がどのように受け止めたかは，非言語情報で確認できることが多い。したがって，情報の伝達効果を上げ，円滑なコミュニケー

ションを図るには，表情，視線，姿勢，口調などの非言語コミュニケーションを上手に活用する必要がある。自分と相手との距離（心の距離も含む）や話と話の間合い，あいづちなどの非言語の使い方に気を配ることも大切である。

C 自己覚知とは

　他者と良好なコミュニケーションをとるには，相手のことを理解する必要がある。そのためには，自分の価値観（考え方や大切な物ごとの優先順位など）と相手の価値観の違いを認めたうえで，**相手の価値観を尊重する**ことが必須である。この互いの価値観を認め合い尊重する関係が良好なコミュニケーションをつくり出す。なお他の人を理解しようとする場合は，事前に自分自身の価値観を自覚する必要がある。

　この，自分が自分のことを知ることを**自己覚知**という。これは**自己分析**（自分探しの方法）の一つである。対人援助の分野では，相手の価値観と自分の価値観の差を認識することが良好な援助関係につながるという考えから，自己覚知が学習の重要な柱となっている。

　自己覚知は，
　①自分がどのような場合や場面でどのような反応をするのか，
　②自分は他の人と交流を図る際には，どのような癖や傾向があるのか，
　③自分の性格はどのようなタイプか，
などについて行う。

　なお，自己覚知の学習でよく用いられる理論に，心理学者のルフト（Luft, J.）とインガム（Ingham, H.）が考案した「ジョハリの窓」がある（図2-1）ジョハリの窓とは，人間には，①自分も他人も知っている面（顔），②他人は知っているが自分は知らない面（顔），③自分は

図2-1 ジョハリの窓

	他人は知っているが 自分は知らない 【盲点の窓】	自分も他人も知っている 【開放の窓】
	自分も他人も知らない 【未知の窓】	自分は知っているが 他人は知らない 【秘密の窓】

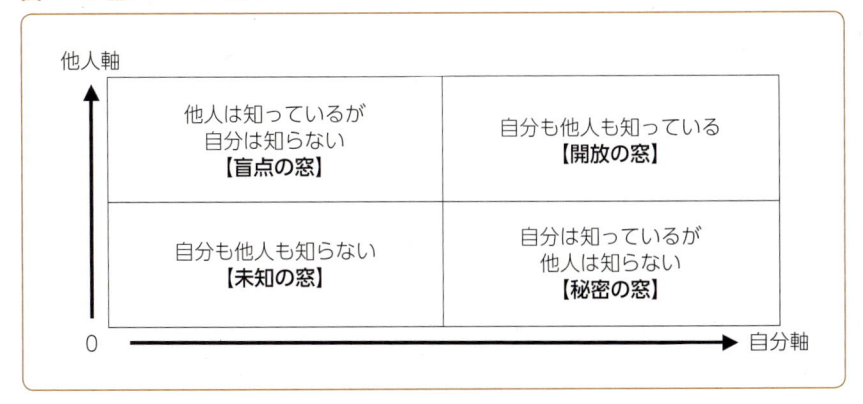

（縦軸：他人軸，横軸：自分軸）

知っているが他人は知らない面（顔），④自分も他人も知らない面（顔），という4つの面（顔）があるという理論である。

【自分の知る自分を明らかにするためのワークシート】

　このワークシートは，今，自分が大切にしていること（もの）の順番がわかるシートである。したがって，自分が今何を大切にしたいと思っているかを確認したいときや，自分の気持ちがどこにあるかを知りたいときなどに行うとよい。

[私はだれ？]…属性，性格，趣味，欲求，今の状態，その他
1. 私は _____ である。
2. 私は _____ である。
3. 私は _____ である。
4. 私は _____ である。
5. 私は _____ である。
6. 私は _____ である。
7. 私は _____ である。
8. 私は _____ である。
9. 私は _____ である。
10. 私は _____ である。
11. 私は _____ である。
12. 私は _____ である。
13. 私は _____ である。
14. 私は _____ である。
15. 私は _____ である。

＊1〜15の私は，自己概念（自己像，自己観）であり，他者に理解してほしい自分の情報です。記述して気づいたこと，感じたことを書いてください。

【自分の価値観を知るためのワークシート】

［自分自身に問いかけてください］
①尊敬する人はいますか？　尊敬する理由は何ですか？
②嫌いな人はいますか？　嫌いな理由，嫌いになったきっかけは何ですか？
③子どもの頃から現在まで，仲が良かった人はだれですか？　その人のどこが好きでしたか？
④現在，仲の良い人，友達はいますか？　その人のどこが好きですか？
⑤今までの友達との共通点は？　違いは？

I コミュニケーションの基礎知識

> 自分にどのような傾向があることがわかりましたか？　気づき・感想を書いてください。

【自分の価値観を知るためのワークシート】

1）今，あなたが大切にしているもの（大切にしていること）5つを付せん5枚に書き込んでください。
2）次に，1つずつ捨てていきましょう。
※苦渋の選択で残ったものは何でしたか？

> ＊このエクササイズで気づいたことを記述してください。

D 傾聴とは

　コミュニケーションで最も重要なことは，相手の話をしっかりと聴き，相手の気持ちを受け止め，尊重することである。この相手を理解しようと一生懸命聴くことを**傾聴**という。「耳を傾け熱心に聴く」という傾聴の姿勢は，良好なコミュニケーションをとるために欠かせないものである。つまり，傾聴は信頼関係を築くための必須技術（態度）と考えてよいだろう（図2-2）。

　また，良好な傾聴には，話し手が自分の考えを整理したり確認したりする力がある。聴き手，話し手の両者が最大の効果を得る傾聴を行うには，聴き手が心から相手を理解したいと思い一生懸命相手の話を聴くことが重要である。誠意の感じられる良好な傾聴は，話し手が安心して話せる雰囲気づくりにつながる。なお，傾聴の基本は，相手の言葉をさえぎらず，否定しないで最後まで聴くことである。

第2章 コミュニケーションの基本

図2-2 態度が与える影響

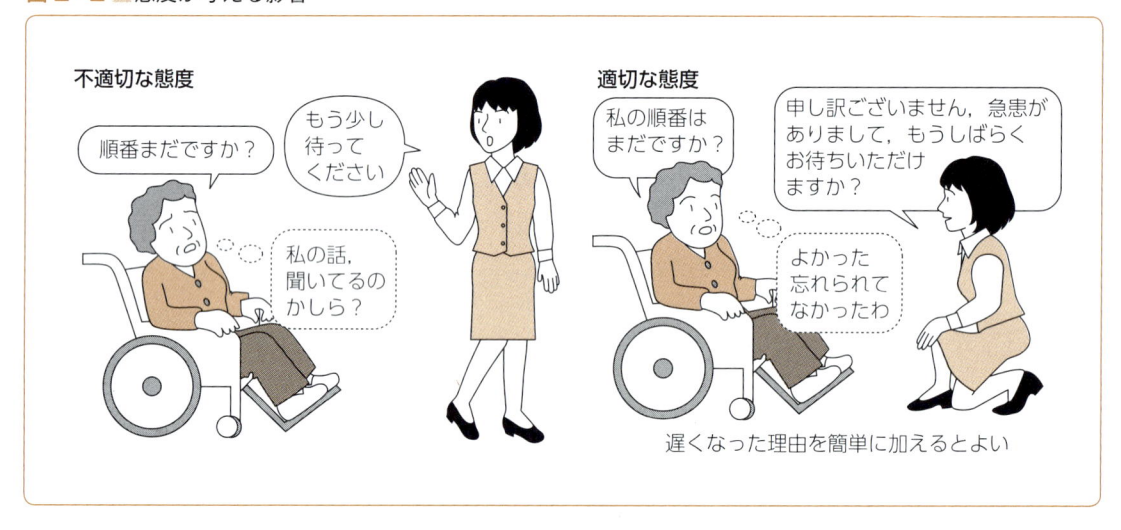

不適切な態度／適切な態度

遅くなった理由を簡単に加えるとよい

【傾聴の大切さを理解するためのワークシート】

〈進め方〉
○2人1組になる。
○最初に「聴き手」になる人を決める。
○話し手は，さいころを振り，出た数字の示す話題について1分間話す。
○役割を交代して，1分間同じ体験をする。
○聴き手の態度が変わることがどのように影響するかを，話題を変え，役割を交代しながら確認する。

1. 聴き手の態度…目を見ない，無表情，うなずきやあいづちは行わない。

   1. の体験で感じたこと，体験時に湧いてきた感情を書いてください。

2. 聴き手の態度…目を見る，笑顔，うなずきやあいづちを適宜入れる。

```
2. の体験で感じたこと，体験時に湧いてきた感情を書いてください。
```

【話題】
1. 私の好きな芸能人　　2. 私の趣味　　　　3. 子どもの頃の遊び
4. 面白かった映画　　　5. 小学校の思い出　6. 思い出深い旅行
　　　　　　　　　　　　　　　　　　これ以外の話題を設定してもよい。

E コミュニケーションプロセスとは

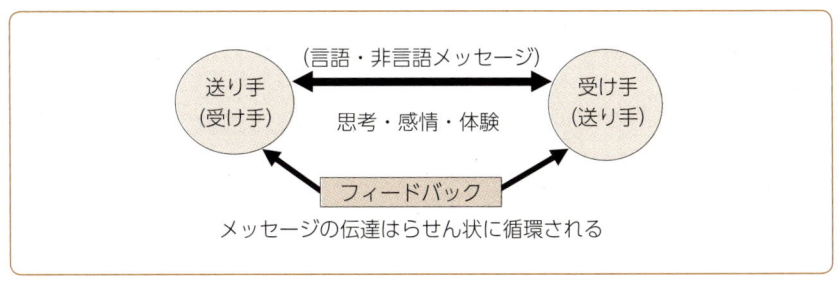

　コミュニケーションとは，情報の送り手（話し手）が，五感（視覚，聴覚，嗅覚，触覚，味覚）を使ってメッセージ（情報）を受け手（聴き手）に伝え，受け手（聴き手）が，送り手（話し手）にフィードバックするプロセスをいう。つまり，コミュニケーションは互いの間を循環するプロセスなのである。

　言い換えると，情報の受け手（聴き手）が，受け取った情報を解釈・理解し，それに基づいて思考した情報を送り手（話し手）に送り返すという流れの繰り返しがコミュニケーションである。また，互いが送り手と受け手の役割を交代しながら情報交換を継続することから，コミュニケーションプロセスは，情報のキャッチボールともいえる（図2-3）。

図2-3 ■コミュニケーションプロセス

　　　　　　　　　（言語・非言語メッセージ）
　　送り手　←──────────────→　受け手
　（受け手）　　　思考・感情・体験　　　（送り手）
　　　　　　　　┌──────────┐
　　　　　└──→│　フィードバック　│←──┘
　　　　　　　　└──────────┘
　　　　　メッセージの伝達はらせん状に循環される

Ⅱ より良い人間関係の構築に役立つ知識

A コミュニケーションを阻害するもの

　コミュニケーションプロセスやコミュニケーションに必要な技能を理解し，身につけても，コミュニケーションを阻害するものがあると適切なコミュニケーションはとれない。**コミュニケーションバリア**ともいえるコミュニケーションを阻害するものを分類すると，①身体的（機能的）要因，②環境的（物理的）要因，③心理的（価値的）要因の3つに大きく分けられる（表2-1）。

▶**身体的（機能的）要因**　聴覚・視覚・言語機能の障害を指す。「聞こえない」「見えない」「話せない」などの身体の障害は，他者とのコミュニケーションを困難にする大きな原因となる。

▶**環境的（物理的）要因**　雑音や騒音，匂い，温度，他者との物理的な距離などがある。身体機能に問題はなくても，隣の席の人たちが大声で笑っていたり，外の工事の音がうるさくて電話が聞き取りにくいなど，雑音や騒音があると良好なコミュニケーションはとれない。また，周囲の悪臭や室内の不快な温度・湿度も，集中力を下げ，コミュニケーションがうまくとれない状況をつくる原因になる。さらに互いの距離（位置関係）もコミュニケーションを阻害する原因の一つである。

▶**心理的（価値的）要因**　互いの関係やパーソナリティ（個性，人柄）もバリアの原因となる。たとえば，親の説教を子どもが「わかってるよ」と最後まで聞かない状況や，信頼していない人のアドバイスは素直に聞けないことなどがその例である。原因には，①自分の考えが正しいと思い込む，②相手に対して偏見や先入観をもっている，③自分の信念や興味を優先させ憶測で物事を判断する，④相手の影響を受けて自分が変化

表2-1　コミュニケーション阻害要因

身体的（機能的）要因	環境的（物理的）要因	心理的（価値的）要因
・聴覚障害	・騒音	・経験，興味
・言語機能障害	・雑音	・価値観，信念
・視覚障害	・相手との距離	・偏見，先入観
・認知機能障害	・季節，天候など	・態度，姿勢，感情
・痛みなど		・悩みごと，不安など

することに抵抗があるなどが考えられる。つまり，「相手を信頼していない」「相手を尊重していない」「自分が不安になるのを回避したい」などの気持ちが聴く耳をもたない状況（態度，姿勢，感情）をつくる。

B 良好なコミュニケーションの実践に必要な力

1　コミュニケーションの実践に必要な技能

　コミュニケーションをとるときに必要な技術を整理してみる。情報を受け取るときは，内容を把握するための**傾聴力**，感情を把握する**観察力**，理解を深めるための**想像力**などが必要である。つまり，コミュニケーションの実践では，**聴く力**・観察を通して**気づく力**，そして受け取った情報を解釈し，理解・判断につなぐには，想像する力や**情報を評価する力**（アセスメント力と**知識**（教養））が必要である。さらに，自分の解釈・理解・判断に基づいて情報を返すときは，**言語力**（発言力，文章力），**伝達力**，**対話力**などが必要になる。

　繰り返しになるが，コミュニケーションの実践において，情報を適正かつ円滑に伝達するには，言語・非言語のコミュニケーション技術が必要である。言語コミュニケーション技術・非言語コミュニケーション技術は，信頼関係を築き，良好な関係性を維持するための重要な技術と位置づけられる。したがって，良好なコミュニケーションを図り，良好な人間関係を維持していくには，「言語コミュニケーション技術」「非言語コミュニケーション技術」「アセスメント技術」「対話術」などを養うことが大切である。

2　信頼関係の構築に役立つ自己開示

　自己開示とは，自分に関する情報を他者に伝えることをいう。自分を理解してもらいながら相手を知る方法で，相手と良好な関係を築きたいときに積極的に行うコミュニケーション技術の一つである。

　自己開示は，相手に対して誠実であること，ありのままの自分の情報を相手に伝えることが原則である。

　たとえば初対面の人と信頼関係を築く場合は，どのような言動が一般的だろうか。まずは，①笑顔で挨拶をする，②次に名前や所属を伝えるなどの自己紹介を行う，③業務内容，役割その他の自らについての情報を相手に伝える。このような流れで自己開示を行いながら，相手の名前，所属，業務，役割などの情報を得ていくと考えられる。

相手に心を開いてもらうには，まず自分の心を開くべきであるといわれるように，相手に信頼されるための第一歩は自分自身を開示することから始まる。つまり，自己開示は信頼関係を構築するための基本的で重要なコミュニケーションなのである。

なお，自己開示と類似した言葉に**自己呈示**がある。自己呈示とは，自分の印象を良くするために意図的・操作的に振る舞うことで，**誇張表現，操作的表現**ともいわれる。自己呈示には，自分を良く見せたい，自分のことを良く思ってほしいと願う気持ちや，信頼されたい，親密な関係になりたいという強い気持ちが「小さなうそ」を導くと考えられている。実際に偽りの含まれる自己呈示は，信頼関係の構築につながらないことが多く，時にはせっかく築いた信頼関係を崩壊させる原因にもなる。相手と信頼関係を築きたいと心から願うなら，ありのままの自分を開示（自己開示）すべきである。

a 自己開示の必要性

相手（患者，医師，看護師，同僚，その他の医療職者）と信頼関係を築き良好な関係を継続させたいと思うとき，窓口職員は相手のことを理解したいと願う。そして，より理解するために相手のことを深く広く知りたいと考え理解するための行動に移る。最もポピュラーな「知る」方法に**質問**がある。これは，直接本人から情報を得る方法であるが，この方法で情報収集を行う場合は，質問のしかたに気をつける必要がある。つまり，聞き方によっては相手が答えたくない気持ちになることを知っておこう。

どのような質問のしかたが不愉快になるかを理解するには，自分が質問される立場になって考えてみるとよい。たとえば，自分が一方的かつ矢継ぎ早に多くの質問を受ける場面を想像してみよう。なぜ聞くのか，何のために聞くのかという疑問を感じ，質問によっては答えたくない気持ちになるのではないだろうか。そんな気持ちになると，人は無意識に自分を良く見せたくなったり，いい加減な返事をしたりする。

ここまで説明してきたように，人と人の信頼関係は，互いにありのままの姿を認め合うなかで構築される。つまり，互いの本当の気持ち，ありのままの姿などの情報交換が信頼関係の構築を助ける。したがって，より良い人間関係を築くには，**ありのままの情報**を伝達し合う自己開示が必要なのである。

b 自己開示の基本

自己開示には与えれば返すという**返報性**がある。これは，こちらが家

図2-4 ■自己開示の返報性

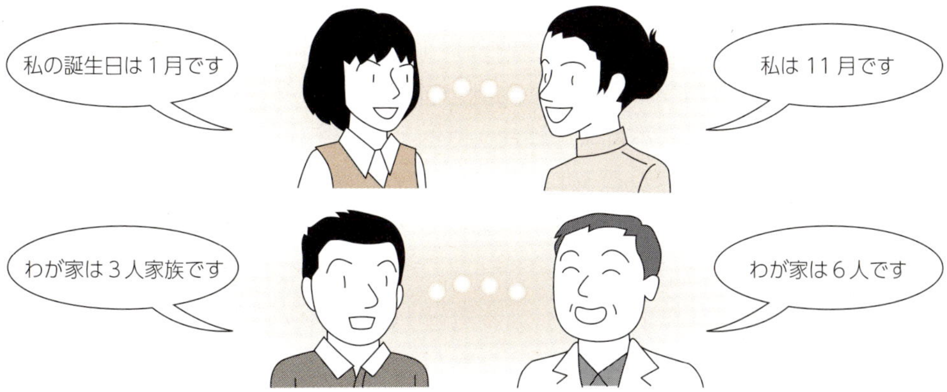

> 私の誕生日は1月です
> 私は11月です
> わが家は3人家族です
> わが家は6人です

族の話をすれば相手も家族の話をし，こちらが趣味の話をすれば相手も趣味の話をするという暗黙のルールのことである。したがって，自分の知りたい項目について自分の情報を開示すれば，相手もその項目の情報を開示してくれると考えられている（図2-4）。

　情報量ゼロの初対面の人との間に信頼関係を築く場合は，徐々に情報量を増やしていくのが基本である。コミュニケーションを重ね，互いの情報を少しずつ交換していく。この情報の交換を継続することによって信頼関係は強化されるのである。初対面で意気投合し即座に信頼関係が築けることもあるが，そのようなことが起こるのはまれである。時間をかけ，言語・非言語コミュニケーション技術を使って自己開示を続けることで，深く強い信頼関係を築くことができると考えるべきである。

　自己開示の原則としては，仕事や生まれた場所のこと，現在生活している地域のことや共通の知人についてなど，差し障りのない話題から始めるのが一般的である。互いの情報交換量を増やし，相手との心の距離が近づいてきたことを感じたら，趣味や嗜好，経験などのプライベートな話題で自己開示を進めていこう。

　知り合ってすぐにプライベートな自己開示を行うと，非常識な人間と思われ，信頼関係の構築が困難になることがある。したがって，時間をかけて一歩ずつ確実に自己開示を進めていくことが大切である。基本をまもった自己開示が，確実で強い信頼関係の構築につながることを心得ておこう。

c 自己開示の具体的な方法

　実際の窓口業務で患者と初めて面談する場合は，手続きなどの説明が

中心になるため自己開示をする必要性は低い。しかし,「おはようございます。○○と申します。保険証をお預かりしてもよろしいですか」などと,窓口職員が自分の名前を伝えると患者は窓口職員に親しみを覚え,自分から名前を言いながら保険証を提示するかもしれない。

　自己開示で交換し合う情報とは,言語で表現するものである。「資格をとってから5年になる」「この病院に勤めるようになって2年が過ぎた」「生まれは北海道」「趣味は映画」「好きな音楽のジャンルはクラッシック」「好きな食べ物はカレーライス」などのように,自己開示の情報には感情や気持ちを伝える情報は含まれない。つまり,自己開示では,言語で正しい情報を伝え合うことが基本となる。ただし,自己開示の情報がよりプライベートな領域になったときには,非言語コミュニケーション技術を適切に使い,考えや思いを正確に伝える必要性が出てくる。

　なお,自己開示は同性間で実施したほうが信頼関係の構築がスムーズであるといわれている。また,自己開示する話題の傾向には性による差があるともいわれる。実際,女性同士のほうが男性同士よりもプライベートな内容を話題にし,男性同士ではプライベートな情報よりも仕事や社会的活動の内容を開示する傾向が強い。異性間で行う自己開示の場合は,男性同士と同じように仕事や立場(職務,役職)の情報を開示し合うことが多いといわれている。

　したがって,自己開示の特徴である,女性はプライベート情報を好むが男性はプライベート情報を避ける傾向があることを意識し,差し障りのない話題から始め,時間をかけて徐々に情報を共有し合う関係になるとよい。第一印象が人間関係に影響を与えることから,初回の自己開示を成功させることが信頼関係の構築を円滑にさせる方法であると考えてよいだろう。

【自己開示ワークシート】

【自己開示トレーニング】

1. あなたの職場に配属された新入職員が,とても緊張しているようです。新入職員がリラックスして窓口業務を行うために自己開示メッセージを書いてください。

2．後輩がレセプト入力ミスをして落ち込んでいます。精神的な負担を和らげるための自己開示メッセージを書いてください。

3．自分の判断で患者の手助けを優先させ，窓口を離れることの多い部下がいます。失敗やミスを予防するための自己開示メッセージを書いてください。

4．2人1組になって，メッセージの有効性を確かめるために，1～3のメモを使ってロールプレイしてみましょう。

〈ロールプレイの感想〉

3　良好な人間関係の構築・維持を支える共感力

a 共感力の必要性

　相手を理解するには，相手の気持ちを理解する必要があり，気持ちを理解するには相手の心に寄り添う必要がある。**共感**とは，この相手の気持ちや心に寄り添うことであり，**共感する力**（**共感力**）とは，相手の立場や視点に立って考える力，相手の気持ちを感じる力をいう。すなわち共感とは，相手の立場で思考し，相手の気持ちに近づくことである。

　共感してくれる人がそばにいれば，喜びは倍に，悲しみや苦しみは半減すると考えられている。共に喜び，共に泣けるという共感の力は，良好な人間関係にはなくてはならない力といえる。

表2-2 共感と同情の違い

	意　味	対象となる事項
共　感	相手と同じような気持ちになる（気持ちになれる）	相手の快，不快の体験や感情
同　情	相手の身になって考えた結果，表れた自分の気持ち	相手の不快の体験や感情

　なお，共感を正しく理解するには，共感に似た**同情**についても理解する必要がある。「相手の気持ちを感じること」という点では，共感と同情の意味は同じである。しかし，共感が対象とするのは相手のプラスの感情とマイナスの感情だが，同情が対象とするのはマイナスの感情である（**表2-2，図2-5**）。

　また，話をする人（相手）と同じような感情が話を聴く人にも起こることを共感というが，同情は話を聴くなかで，聴く人の心に生じた感情や気持ちを指す。この同情にあたる聴く人の感情は，聴く人自身のもので，話をする人の気持ちに寄り添ったものではない。

　このように考えていくと，相手に寄り添い相手の感情を感じる共感は，相手を理解することを助け，信頼関係の構築の基礎となることがわかる。したがって，良好な人間関係の構築や継続は，言語・非言語コミュニケーション技術を適切に使いながら共感することが重要である。

　ただし，自分が相手に共感するだけでは人間関係を良好にすることはできない。自分が共感される立場になることも，良好な人間関係の構築には必要である。関係者全員が，共感する力と**共感される力**を養うこと

図2-5 心の声で確認する共感と同情

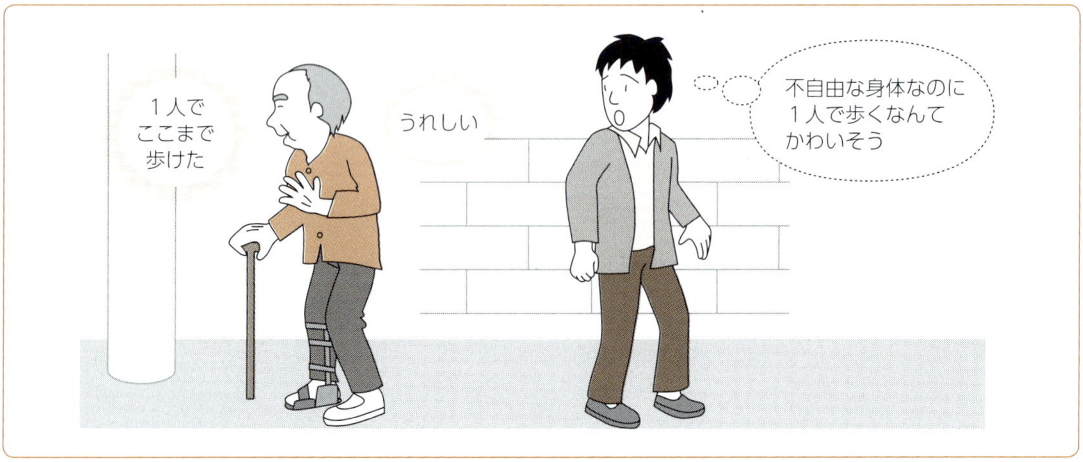

（1人でここまで歩けた／うれしい／不自由な身体なのに1人で歩くなんてかわいそう）

で良好な人間関係をつくることができる。周囲の人々の気持ちに共感しつつ自分も周囲の人々に共感される存在であることが，良好な人間関係を築き上げる道なのである。

b 共感力の向上と活用の方法

共感する力を高めるには，人の**気持ちを察する力**を養う必要がある。特に意識も訓練もしてないのに共感することが簡単にできる人がいるが，そのような人は繊細で感受性が豊かな性格であることが多い。一般的には，意図的，意識的に相手の立場で思考する努力や訓練を行わないと，共感力は養われない。

ただし，共感力はただ強化すればよいのではない。共感力をどう使うかが大切なのである。

共感力の向上や活用を行う前に行っておきたいことは自己覚知である。自分は他の人の感情を感じると胸がいっぱいになり自分の感情を抑えられないタイプか，相手の言葉は受け止めるが相手の感情に寄り添うことが苦手なタイプかなどを確認しておこう。

共感力の強い人は，自分の感情が振り回されない程度に共感力を使い，自分がつらくないこと，自分を見失わないことを大切にする必要がある。一方，共感力の弱い人は，共感力を養う訓練と努力を積極的に行おう。多くの人と積極的にかかわり，相手の感情を理解しようとする気持ちをもつことで共感力は高めることができる。業務を行いながら，患者の気持ち，家族の気持ち，医師や看護師をはじめとする医療職者の気持ちを想像するトレーニングを行うだけでも共感力は高まる。

なお，共感は，共感しようとする相手の性格や状態を把握したうえで適切に行うことが必要である。やみくもに共感するのではなく，自分の共感力の傾向と相手の性格を考えて，バランスをとることが大切になる。

共感力の弱いタイプの人は相手の気持ちをあまり気にせず強く出る傾向があり，共感力の強いタイプの人は相手に遠慮しすぎて物静かになる傾向があることも理解しておこう。

c 共感を実践するコツ

①自然体でかかわる，②相手を認める，③明るくふるまう，④豊かな感情を表出する，⑤話の内容を確認しながら話す，⑥うなずき，あいづち，視線などの非言語を使いながら適切な傾聴を行う，⑦最初から否定をしない，⑧相手の良いところを見る，などが共感を実践するコツである。

これらを意識して共感する力を養うことは，すなわち共感される力を

養うことでもある。共感力の向上は，良好な人間関係を築き，自分と周囲の人々を幸せへと導くと考えてよいだろう。

【共感力向上ワークシート】

1. 駅の前に，白杖（盲人安全杖）を持った人が立ち止まっています。立ち止まる理由として，どのようなものが考えられますか。また，それぞれの理由に対するあなたの共感の言葉を記述してください。

考えられる理由	理由に対する共感の言葉

2. 歩道の真ん中で，右下肢に補装具をつけ，4点杖をつきながら歩いていた高齢者が突然立ち止まり，周囲をゆっくり見回しています。この高齢者が立ち止まり，周囲を見回す理由として，どのようなことが考えられますか。また，それぞれの理由に対するあなたの共感の言葉を記述してください。

考えられる理由	理由に対する共感の言葉

4 良好な人間関係の構築・維持を支える対話力

a 対話の必要性

　信頼関係を構築させ良好な関係を保つには，相手を理解することが最も大切であることの理解は深まっただろうか。

　ところで，相手を理解したと思っていたのに，実は理解したと思い込んでいただけで，十分に理解していたとはいえなかったことが後でわかったという体験はないだろうか。これはコミュニケーション不足が原因で起きた「思い込み現象」と考えられる。

コミュニケーションを進めるなかで，自分が理解した内容が適切か否かを確認せずに決めつけた判断をしたり，一部を聞いてわかった気になったりすると，勘違いや思い込みが生じる。話し手も，聴き手が自分の話をどのようにとらえ，自分の考えをどの程度理解したかなどの確認がとれないと，100％理解してもらったと思い込んだまま話を進めてしまうことになる。このようなコミュニケーションを続けていると，最初の小さな誤解がやがて大きな問題へと発展する可能性が高まる。良好な人間関係や信頼関係は，誤解を避け，互いを理解する**対話**を積み重ねることで築かれる。

なお，対話と**会話**，**談話**の違いも正しく理解しておこう。これらの違いは，伝えるメッセージのなかに明確な目的があるか否かである。

▶**対話**　①正しい答えはないとの前提で共通理解を目指す，②互いの価値を確認しながら同意を求める，③相手の強さ（プラスの力）と価値に焦点を当てて話す，などの目的がある。

▶**会話，談話**　明確な目的はない。

信頼関係を強化し良好な人間関係を保つには，目的をもった対話が必要である。対話の実践では，「何がどのように違うか」「違う理由は何か」などを探しながら，互いの価値観や思考の理解を深める。このように，良好な人間関係の構築・維持には，対話が重要な役割を果たすと考えてよいだろう。

b **対話力の強化法**

対話は，自己開示，共感，傾聴，非言語・言語などの基本的コミュニケーション技術をすべて統合させて行う。したがって，**対話力**（**図2-6**）を高めるには，基本的なコミュニケーション技術を高めなければならない。

また，対話力の構成要素である，①理解力，②企画力，③伝達力もコミュニケーション技術を向上させることで養うことができる。すなわち，対話力は，コミュニケーション技術を高め，実践を通して理解力・企画

図2-6 ■対話力を構成する要素

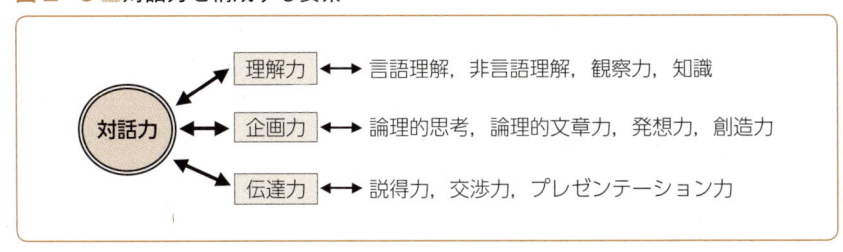

対話力
- 理解力 → 言語理解，非言語理解，観察力，知識
- 企画力 → 論理的思考，論理的文章力，発想力，創造力
- 伝達力 → 説得力，交渉力，プレゼンテーション力

力・伝達力を養うことによって向上する力と考えてよいだろう。

　対話は自分の意見や意思をはっきり伝えるコミュニケーション方法である。しかし，対話の進め方や言葉の使い方を間違えると信頼関係の構築が困難になる。互いが快適な気持ちで話し合い，同意を得る対話を行うには，まず相手の話を受け入れ，その後に自分の意見を述べるという流れで話し合うことが望ましい。なお，相手の考えと異なる意見を述べるときは，断定した強い口調は控える。「なるほど，確かにそのように考えることもできますね。しかし，私は○○○と考えるのですが，これについてあなたはどのように考えますか」などの流れで自分の意見を述べていけば，相手の不快感は最小限に抑えることができる。

　この「受容⇒反論⇒意見を求める」という流れは対話の原則であり，コミュニケーションを円滑に進める一つの方法である。対話の目的が**相互理解**であることを踏まえ，相手のタイプを見極めたうえで相手の価値観を理解する態度をとり続ければ，具体的で適切な対話方法は見つかる。相手に対する熱い思いと信頼を示す姿勢が対話力を向上させる鍵である。

【対話力向上ワークシート】

課題①社会生活を送るなかで女性と男性はどちらが得か
課題②窓口業務（受付，会計）の機械化推進の是非
課題③美容整形手術の是非
・2人1組：ディベート方式で，異なる立場に立って意見を述べ合う。
〈ルール〉相手の意見を傾聴し，内容確認をしたうえで自分の意見を述べる。
　　　　　自分の意見を理解してもらえるよう論理的な説明を行う。
〈進め方〉課題を決める→立場を分ける→発言：立場A→要約（内容確認）：立場B→反論：立場B→要約（内容確認）：立場A→反論：立場A……繰り返す

第3章 コミュニケーションが人間関係に与える影響

I 基本的コミュニケーション技術の活用と人間関係

A 良好な関係づくりを支える言語コミュニケーションとは

　言語コミュニケーションとは，言葉を使って行うコミュニケーションの方法である。一般的に言葉は，**諸刃の剣**（もろはのつるぎ）と理解され，良い結果を導くこともあれば，悪い結果を導くこともある。つまり，言葉には，人の心を癒す力もあるが，深く傷つけてしまう力もあり，**言葉の使い方**しだいで結果や効果が大きく変わるのである。

　言語コミュニケーションは，相手の立場，役割，感情の動きなどを把握したうえで，状況に合わせて言葉を選ぶ。また，相手の言葉が聞き取れなかったり，理解や解釈に迷ったりしたときは，そのままにせず聴き返す。①わかったふりをして相手の言葉を聞き流さないこと，②自分の言葉に責任をもつこと，などが重要である。

　選んだ言葉や話し方からわかることは，「相手に対する気持ち」や「相手との心の距離」である。すなわち，言葉の選択や話し方は，互いの信頼度や親密度が影響していると考えられる。

　われわれは，相手に「尊敬の意」を伝えたいときには，尊敬語や謙譲語などの**敬語**を遣う。また，相手に「優しさ」や「信頼の気持ち」を伝えたいときはていねいな言葉を使ってていねいな話し方をする。意図的に敬語（**丁寧語，尊敬語，謙譲語，表3-1**）を使うのを控えるときは，相手に親しみを感じているときや感じてもらいたいと考える場合である。ただし，「親しき仲にも礼儀あり」というように，いくら親しくても，上司や年上の人にタメグチなどの不適切な言葉を使ってはならない。このように，人は相手との関係を意識しながら相手に対する思いを言語コ

表3-1 敬語の種類

尊敬語	その人自身やその人の行動，その人の置かれている環境などを高めて表現することによって，その人に対する敬意を表す言葉遣い 相手の立場，年齢が自分より上の場合の例：「いらっしゃる」「おっしゃる」
謙譲語	自分自身や自分の行動，自分の置かれている環境などをへりくだって表現することで相手に敬意を表す言葉遣い 例：「伺う」「申し上げる」「参る」「申す」
丁寧語	接頭語を用いたり，語尾をていねいにすることで相手への敬意を表す言葉遣い 例：「〜です」「〜ます」→丁寧語 例：「お○○」「ご○○」→美化語　　具体例：お酒，ご依頼

ミュニケーションで表現している。

　初対面の人との言語コミュニケーションは，丁寧語と尊敬語を基本とする。相手が同年代や年下であっても，初対面の場合は丁寧語を原則とすることが望ましい。初対面で不適切な言葉を使うと信頼関係を築くことが困難になる場合があることを肝に銘じておこう。逆に，ある程度親しくなり，信頼関係が確立してきた段階の同年代や年下の人とのコミュニケーションで敬語を過剰に使い続けると，親しみの感情が芽生えないことになる。

　的確な言葉を選び，適切な言葉遣いで言語コミュニケーションを図ることによって，信頼関係はより強化される。また，言葉や話し方は，話をする人の人間性や意識を表すツールでもある。「意識を変えたいときは言葉を変える」「言葉を変えれば意識も変わる」といわれるように，意識と言葉は影響し合う関係なのである。

B 良好な関係づくりを支える非言語コミュニケーションとは

　非言語コミュニケーションの表情・態度・外見からは7〜8割の意思が相手に伝えられ，話し方・声の質や強さから2〜3割の内容が印象づけられるといわれている。このように，人と人の関係づくりには非言語コミュニケーションのあり方が大きく影響している。したがって，良好な人間関係を築くには，この非言語コミュニケーションの影響を意識することが重要になる。

　非言語のなかで最も相手に影響を及ぼすのは表情である。たとえば，穏やかな微笑みは優しさを伝え，やや前のめりになって話を聴く態度からは，一生懸命相手を理解しようとする気持ちが伝わる。また，整った身だしなみは，相手に対する敬意を印象づけ，優しくゆっくりした口調は理解を促したり，納得・説得してほしい気持ちがあることなどを印象

づける。なお，指摘する，叱る（しか）などを意図的に非言語で伝えたい場合は，毅然（きぜん）とした表情と大きな声，強い口調が効果的である。

　人が人と強い信頼関係を築くプロセスには，**苦言を呈する**ことが必要な場面もある。その苦言が良好な関係を築くためのものであり，その伝え方に相手を思う気持ちや成長を願う気持ちがあれば，築いた信頼関係は崩れない。ただし，信頼関係が希薄な段階で「指摘する」「叱る」「怒る」などを非言語で伝えた場合，相手は不快な感情のみを受け取った気分になり，信頼関係が築けなくなる可能性がある。

　したがって，非言語コミュニケーションを活用して良好な人間関係を築くには，「何を伝えたいか」「将来相手とどのような関係を築きたいか」などの目標を明確にし，各種非言語の効果を踏まえ意図的なコミュニケーションをとる必要がある。非言語の感情や思いを伝える力の強さを理解したうえで，相手の感情に働きかけるコミュニケーションを適切にとれば，良好な人間関係に近づくと考えてよいだろう。

C 良好な人間関係を支える自己覚知とは

　良好な人間関係は，自分と他の人との考え方や思い，価値観などの差を知ることから始まる。人はみな，好きなこと（もの）や得意なこと（もの），また，嫌いなこと（もの）や苦手なこと（もの），さらに大切なこと（もの）の優先順位が異なる。そして，これらの具体的な違いを知ることは，互いを理解することに役立つと考えられる。つまり，信頼関係は，この違いを確認し合うなかで構築されていくのである。

　自分と他の人の何がどのように違うかは，自分自身の「好きなこと」「得意なこと」「嫌いなこと」「苦手なこと」「最も大切にしたいもの」などを明らかにすることで確認できる。この自分を知る努力が自己覚知である。

　自己覚知が的確にできた人は，コミュニケーションにおける自分の姿を客観的に見ることができるようになる。その結果，他の人の思いと自分の思いのズレを意識しながら良好な関係を築いていけるようになる。

　自己覚知を行うなかで，ありのままの自分を受け止められた人は，他の人の価値観に振り回され自分の価値観が揺らぐことはなくなる。良好な人間関係は互いの価値観を認め合うなかで育まれるため，揺らぎのない自分らしさを確立させることは重要である。

　また，自己覚知には視野や思考を拡大させる力がある。この視野や思考の拡大は，多様な価値観を理解することを助ける。このように自己覚知は，自分らしさの発見や他の人とのコミュニケーションを良好にする

図3-1 自己覚知と自己開示の効果

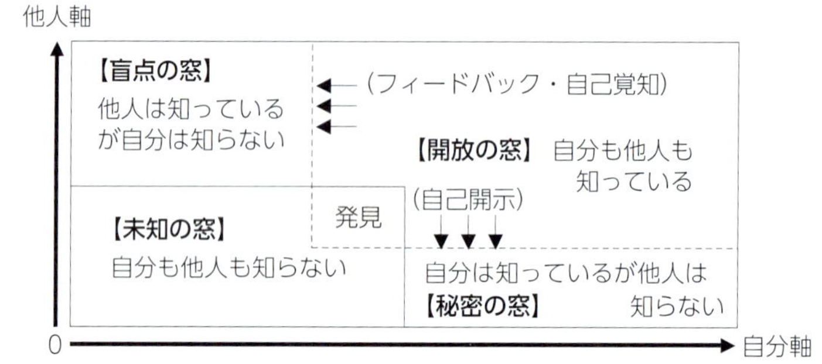

```
他人軸
 ↑
 │【盲点の窓】        ←──(フィードバック・自己覚知)
 │ 他人は知っている    ←──
 │ が自分は知らない    ←──
 │                【開放の窓】 自分も他人も
 │                              知っている
 │          発見  (自己開示)
 │【未知の窓】         ▼▼▼
 │ 自分も他人も知らない    自分は知っているが他人は
 │                【秘密の窓】       知らない
 0─────────────────────────→ 自分軸
```

方法を見つけることに役立つ。すなわち，他の人と良好なコミュニケーションをとるためには，自己覚知は欠かせないのである（図3-1）。

D 良好な人間関係を支える傾聴とは

　傾聴は，聴き手が話し手を理解するためだけでなく，話し手の不安の解消や癒しを可能にするコミュニケーション技術である。**ありのままの自分**を理解し受け止めてくれる人がいたことで，悲しさが半減し，うれしさが倍増したという経験はだれにでもあるのではないだろうか。つまり，安らいだ気持ちで生活するには，自分の話を一生懸命聴いてくれる信頼できる人が必要なのである。「相手の話をしっかり聴く」「自分の話を熱心に聴いてもらう」という経験は，信頼を芽生えさせ，絆を強める。また，良好な傾聴は，話し手を素直な気持ちにさせる。そして，この人にならもっと聴いてもらいたいと話し手が思うようにもなる。このように良い聴き手による適切で良好な傾聴は，話し手のストレスを緩和させ，モチベーションの向上や帰属意識を高める。また，人によっては心身の健康を回復するきっかけになることもある。

　傾聴で聴き手が行うことは，話し手の価値観を受け取り，その価値観を理解することである。**価値観の理解**とは，話し手の人柄，性格，考え方などを含むその人らしさを理解することをいう。聴き手にとって，傾聴を行い他の人を理解する経験を重ねることは，多くの人の様々な価値観を知る機会である。したがって，傾聴は，聴き手の価値観を広げる活動であるともいえる。このように，良好な傾聴には，①信頼関係を築く力，②人間関係を良好にする力，③思考や行動を変化させる力，④互いに成長し合う力，⑤人に自信を与え，より良く生きることを強化する力，

などがある。すなわち，適切で良好な傾聴によって，良好な人間関係は築かれるといっても過言ではない。

【傾聴技術を向上させるためのワークシート】

1. 3人1組になる。　　　　　　＊話題の設定は自由

名前			

2. 5つのポイント
① 「ええ」「はい」「それで」とうなずきながら，あいづちを打つ【受容】。
② 「そうですよね」「よく頑張りましたね」と批判せず返す【支持】。
③ 「〜だったのですね」と相手の言葉を繰り返す【繰り返し】。
④ 相手の気持ちに添って，開かれた質問，閉ざされた質問を行う【質問】。
⑤ 「○○と思うのですね」「○○ということですか」と要約する【明確化】。

3. 「話す人」「聴く人」「観察する人」の役割に分かれて傾聴の練習をする。観察者は，聴く人の観察・評価を行う。話す人，聴く人は自己評価する（役割を交代しながら3回行う）。

[1回目]

話す人（　　　　）	聴く人（　　　　）	観察する人（　　　　）

[2回目]

話す人（　　　　）	聴く人（　　　　）	観察する人（　　　　）

[3回目]

話す人（　　　　）	聴く人（　　　　）	観察する人（　　　　）

感想

Ⅱ コミュニケーションに対する意識が人間関係に及ぼす影響

A 尊厳の意識が人間関係に及ぼす影響

　尊厳とは，人が人を深く思う心であり，相手を大切に思いながら，かかわり合うことを指す。

　言葉は，話し手の気持ちや考え，価値観などを表す。意識を変えるにはまず言葉から変える必要があるといわれるように，用いる言葉や言い方には話をする人の心の奥の価値観が見え隠れする。

　時に，言葉や話し方は適切なのに，相手に対する思いや尊厳の気持ちが伝わってこない場合がある。そのような状況を分析してみると，言葉（言語）と態度・姿勢（非言語）が一致してないことが多い。

　言葉はていねいでも，笑顔がなかったり，目を合わせずあごを上げて話をしたりする人の言葉は信頼できないと思ってしまう。ていねいすぎる言葉も違和感を生み信頼できる気持ちにならない。逆に，ていねいな言葉は使っていないが，目線を合わせ，優しく微笑む人の言葉は受け入れやすい。では，この違いはどこにあるのだろうか。気持ちのあり方，つまり意識が違うと考えられる。人を大切に思う尊厳の心の有無や強さが影響しているのであろう。

　コミュニケーションを行うなかで，「癒し」や「うれしさ」を感じることができたら，そのときの相手は，あなたを大切に思ってくれる人だと考えてよい。尊厳の気持ちをもった人とのコミュニケーションは，「この人なら自分のことを理解してくれる」「この人なら自分の不安や希望に耳を傾けてくれる」などの気持ちを芽生えさせるものである。

　また，尊厳を重視したコミュニケーションは，互いが**対等に意見を交わす**ことを可能にする。つまり，コミュニケーションの相手を「かけがえのない尊重すべき人」と心から思えば，対等な対話ができる関係になると考えられる。

　この相手を大切に思う心の「尊厳の気持ち」を相手に伝えるには，非言語コミュニケーション技術が効果的である。なお，言語・非言語の適切な統合は，自分の気持ちを正しく伝える方法である。したがって，自分の尊厳の気持ちを相手に伝えるには，言語と非言語を適切に統合させなければならない。

　「心のない言葉」は相手に伝わらない。また，口先だけの尊厳は相手

に嫌悪感を覚えさせ，真の尊厳の心で行うコミュニケーションは信頼関係を築くことを理解しよう。尊厳の気持ちで相手の心に寄り添うコミュニケーションを行うことが良好な人間関係構築の近道なのである。

B 人権意識が人間関係に及ぼす影響

　人権とは，すべての人間がもっている権利である。1948年の国際連合総会で採択された「世界人権宣言」の第1条に，「すべての人間は，生まれながらにして自由であり，かつ，尊厳と権利とについて平等である。人間は，理性と良心とを授けられており，互いに同胞の精神をもって行動しなければならない」と述べられているように，人権は，すべての人が，いつでも，どこでも，同じようにもっている。つまり，貧富，社会的地位，人種，性別，国籍，出自，信条，政治的意見などで人を差別してはいけないという人権意識は，万国共通の理念なのである。すなわち互いの人権を尊重しながら生きることが人間としての理想的な姿だといえる。

　権利が平等であることを意識したコミュニケーションとは，すべての人をかけがえのない尊い人と考えて行うコミュニケーションであり，だれに対しても**平等に接する態度**だといえる。ところで，人権を重視したコミュニケーションと尊厳を重視したコミュニケーションにはどのような違いがあるのだろうか。

　尊厳を重視したコミュニケーションを，一言でいうなら，相手を大切にするコミュニケーションといえる。コミュニケーションにおいて相手を大切にすることは重要だが，尊厳を重視するコミュニケーションは，自分を大切にする意識が低くなるように感じられる。では，人権を重視して行うコミュニケーションはどうだろうか。人権を重視するということは，相手の人権も自分の人権も大切にする気持ちをもつことである。つまり，人権を重視するコミュニケーションとは，相手を大切にすると同時に自分を大切にするコミュニケーションだと考えてよいだろう。

　だれにも人権があることを基本にし，良好な人間関係を築くコミュニケーション技術に**アサーティブ・コミュニケーション**がある。アサーティブ*とは，自分と相手の権利を認め，相手を尊重しながら，自己主張することである。その権利をアサーティブ権（アサーション権）といい，アサーティブ権を重んずるコミュニケーションがアサーティブ・コミュニケーションである。

　なお，アサーティブ（アサーション）権を使う場合は，**自己責任**が伴

＊アサーティブ
アサーティブに関連する権利は非常に多いので，すべてを具体的にあげられないが，臨床心理学者の平木典子は，『アサーション・トレーニング』の中で，「①私たちはだれからも尊重され，大切にしてもらう権利がある，②私たちはだれもが，他人の期待に応えるかどうかなど，自分の行動を決め，それを表現し，その結果について責任をもつ権利がある，③私たちはだれでも過ちをし，それに責任をもつ権利がある，④私たちには，支払いに見合ったものを得る権利がある，⑤私たちには，自己主張をしない権利がある」という5つを基本的な権利としてあげている（表3-2）。

表3-2 5つのアサーション権

1．尊重され大切にしてもらう権利
2．他人の期待に応えるかどうかなどの行動を決め，その結果に責任をもつ権利
3．過ちに対して責任をもつ権利
4．対価（支払い）に見合ったものを得る権利
5．自己主張をしない権利

うことを理解する必要がある。また，権利をどのような言葉や態度で表現すれば，良好な人間関係につながるかを考え続けることも大切である。やみくもに自分の権利だけを主張することは良好な人間関係につながらないことを自覚し，互いの権利を大切にしたコミュニケーションをとることで良好な人間関係を構築しよう。

【アサーティブ行動の傾向を知るためのワークシート】

○アサーティブ・コミュニケーションとは
・自分にも相手にも権利があることに気づき，相手を尊重しながら自分を表現すること
・無理なく自分を表現するためのコミュニケーション能力
・対人関係上の自分のストレスを緩和させる効果のあるコミュニケーション技術

〈検討事例1〉
　電車の6人がけのシートに5人がゆったり座っています。あなたは，とても疲れていて座りたいと思っています。あなたのアサーティブな言語表現と行動を教えてください。

〈検討事例2〉
　マーケットでレジに並んでいたら，男性が横から割り込んできました。あなたは，次の電車に乗らないと終バスに乗れません。あなたのアサーティブな言語表現と行動を教えてください。

〈検討事例3〉
　今日は友達と食事をする約束をしています。帰ろうとしたら上司から「カルテの整理をしてほしい。急で悪いが1時間残業をしてもらえないか」と言われました。あなたのアサーティブな言語表現と行動を教えてください。

　　　　　　　　　＊互いがストレスを感じない（嫌な気分にならない）
　　　　　　　　　　コミュニケーションを検討しましょう。

III 関係づくりを意識したコミュニケーションのあり方

A 言語コミュニケーションと非言語コミュニケーションの統合

　人間関係を良好に保つには，言語・非言語の効果を意識して適切に使う必要があることは繰り返し述べたが，最も効果的な言語・非言語の使

い方は，統合させ相乗効果を発揮させることである。言語と非言語の一致したコミュニケーションは，内容や思い・考えなどをしっかり伝えることができるが，言語・非言語が一致しないコミュニケーションは，相手に不信感を与えることがある。

　たとえば，「お大事に」「気をつけてお帰りください」などの優しさを伝える言葉を，険しい表情やあごを上げたり，腕を組んだ姿勢で言ったら，聴き手はどう思うだろうか。「この人本当に私のことを心配しているのだろうか」「仕事としてマニュアルどおりに言っているだけだろう」「仲良くなりたい人じゃない」と思い，心の距離を広げることになると考えられる。言葉（言語）と態度（非言語）の不一致は，話し手の気持ちを聴き手に届けられないだけでなく，「信頼できる人ではない」と思われる原因にもなる。また，指導・指摘などの厳しい内容を伝えたいときに，笑顔で穏やかに話すと伝わらない可能性がある。

　このように言語・非言語の不一致は，伝えたいことが伝わらないばかりか相手を不安な気持ちにさせる。聴き手の気持ちに不安や迷いが起こったときの原因は，言語・非言語の不一致であることが考えられる。

　言語コミュニケーション技術と非言語コミュニケーション技術の適切な統合は，効果的・効率的な情報伝達につながる。円滑で良好な関係づくりを意図的に行うには，自分の言語・非言語コミュニケーションの統合状況を客観視することも大切である。

B 価値観の理解と関係づくり

　価値観とは，「その人にとって何が大切か」を示すものさしで，国や地域，文化，年代や時代によって変化するものである。また，価値観は，親や友人，所属する組織やかかわった人々，様々な体験，そして書物などからも影響を受ける。その影響のしかたやレベルは個々の立場や性格によって違うが，コミュニケーションを通して行われる**価値観の交流**は，互いの価値観に何らかの影響を及ぼすと考えられる。

　自分の価値観と異なる他の人の価値観を知ることは，価値観の多様性を理解することにつながる。一般的に，コミュニケーションの機会が多い人ほど幅広い価値観をもち，他の人の気持ちや生活スタイル，そして，生き方などの個別の価値観を受容する力を身につけているものである。すなわち，自分と異なる価値観を受容し理解する力は，他の人と良好な関係をつくる力でもある。

　信頼関係は，**価値観の違いを認め合う**ことから築かれていくことを踏

まえて多くの人々とコミュニケーションを図り，良好な関係を築く力を身につけよう。

C 価値観を重視したコミュニケーション

　人の考え方や気持ちは，それぞれの育った環境や経験で培われた価値観の影響を受けている。一般的に自分の考え方や気持ちを受容された人は，自分が相手から大切にされていると思い，この体験が**自尊感情**を高めるきっかけとなる。自尊感情は，意欲的な生活の原動力となり，満足感を覚える人生の歩みへとつながる。当然のことだが，自分を受容してくれた人は信頼できる人と思い，相互の人間関係は良好になる。このように考えていくと，良好な人間関係は，価値観を重視したコミュニケーションから生まれると考えてよいだろう。

　たとえ自分と180度違う考えの人とのコミュニケーションであっても，相手の価値観を大切に思う気持ちで寄り添い，理解しようとする態度，姿勢を取り続ければ，必ず相手を理解することができる。

　しかし，なかには自分と異なる価値観をまったく受け入れられない人もいる。タイプとしては，「自分の価値観が絶対であると信じて疑わない強い信念がある」「自分の価値観が他の価値観に影響されて不安になること避けたい」と考える人などである。このような人たちは，尊厳意識や自尊感情が低いと考えられる。つまり，他の人の価値観を受け入れられる自分になるには，高い尊厳意識や自尊感情が必要なのである。

　医療機関には，年齢，経験，立場の異なる多様な患者が訪れる。患者の数と価値観の数は比例すると考えられることから，窓口職員は毎日多様な価値観をもつ人とコミュニケーションをとることになる。つまり，窓口職員には，多様な価値観を理解する力が必要なのである。

　多様な価値観を理解する力を養う方法として，尊厳意識や自尊感情を高めることも一つの方法だが，新聞や雑誌，書籍を読むこと，音楽や映画・演劇，美術品の鑑賞などを積極的に行うことも多様な価値観を理解する力を得る方法である。子どもの価値観を理解するには，絵本や童話が役立つ。いろいろな時代や職業を取り扱う小説・エッセーなどからは，自分の知らない時代や職業の価値観や生きざまが学べる。映画・演劇・音楽・美術作品などからは創作者の思考や価値観などが伝わってくる。

　インターネットをはじめとする新しいツールにもツィッターやブログなど様々なものがあり，情報源として有効なものも多いし，即時性もある。しかし，立場や顔を伏せた状態で個人の価値観などを発信したもの

は，正確で最新の情報であるとは限らないので，注意が必要である。個室で，インターネットなどで匿名の情報と触れ合う機会の多い人は，互いに伝え合い確認することがしにくいので，コミュニケーション能力を低下させる環境に身を置いていると考えるべきである。

【自分の価値観を知るためのワークシート】

自己覚知（自己分析チェックシート）

*他者に理解してもらえるよう，各項目について自分なりにまとめる。

1	今取り組んでいるもの（関心のあるもの）
2	休日の過ごし方
3	友人について
4	趣味について
5	自分の長所，短所
6	人（友人など）から，どのように思われていると思うか
7	最近のニュースで最も関心のあったもの
8	今までで，挫折を感じたこと
9	最近腹が立ったこと
10	ストレス解消法
11	どんなときに落ち込むか
12	自分を一言で言うと
13	自分を色にたとえると何色か
14	今までで最もうれしかったこと
15	今までで最も苦しかったこと
16	今までで最も頑張ったこと
17	日頃気をつけていること
18	どのように生きていきたいか
19	失敗したらどうするか
20	将来の夢

第3章 コミュニケーションが人間関係に与える影響

＊20項目の自己分析を参考に，自己紹介メモを作成してください。

第4章 コミュニケーションの実際

I 医療機関の人間関係を良好にさせるコミュニケーション

　これまで，コミュニケーションで使う技術や良好な人間関係を築くために必要な知識，そしてコミュニケーションのあり方などを説明してきた。ここでは，これまで述べてきたことを踏まえ，具体的なコミュニケーションの方法を示す。

A コミュニケーションの心構え

　医療機関は，各種職員の力を結集して目標達成や問題解決を図る場所である。コミュニケーションの基本的なあり方としては，**誠実かつ迅速**に入手した情報や自分の考えを伝達する姿勢が求められる。情報の伝達では，伝達すべき内容を的確に選択することやタイミングを見極めた連絡・報告が重要である。また，互いの業務や役割，立場などをきちんと理解しておけば，伝達すべき内容に**優先順位**をつけることができる。

　職員個々が集団の一員として，チームで仕事をしようとする心構えや仕事の効果・効率を高めたいなどの目的をもつことも大切である。ただし，この気持ちや目的は，個人がもつだけでは効果は得られない。職場の人々に必要な情報を正しく伝えるには，客観的な事実を迅速かつ的確に伝える言語コミュニケーション能力が重要である。

　積極的にコミュニケーションをとる態度や熱心に仕事に取り組む姿勢からは，職員の帰属意識の高さがわかる。また，職場内の人間関係は，その職場の質を知る方法の一つである。組織の活性化レベルは，職員が日常の業務のなかでいかに適切なコミュニケーションを図っているかで確認できる。職員個々が職場の調和と協働を意識して積極的にコミュニケーションを図っていれば，職場は活性化し良好な職場としての社会的

評価を得ることができるだろう。

　職員である自分が組織の一員としての役割をどう果たすかは，自分がどのような人生を送りたいと思っているかとも重なる。充実した人生は充実した集団活動を通して実現すると考え，職場内のコミュニケーションを活発に行うことが必要である。

B　より良い職場づくりにつながるコミュニケーション

　医療機関には，情報を共有するためのコミュニケーション，役割を果たすために行うコミュニケーション，私的なコミュニケーションがある。これらのコミュニケーションが，バランスよく円滑に行われることがより良い職場の条件である（図4-1）。

　情報を共有するためのコミュニケーションの種類には，その医療機関のビジョンや，具体的な目的・目標の伝達，それぞれの業務を行うなかのタイムリーな情報伝達などがある。前者は医療機関の職員全体に向けたコミュニケーションだが，後者は，各部署の関係者だけで行われるコミュニケーションである。

　職場内のコミュニケーションには，上司から部下に向かって行われるコミュニケーション，部下から上司に向かって行われるコミュニケーション，同僚間で行われるコミュニケーション，そして，会議や打ち合わせなどシステムのなかで行われるコミュニケーションがある。また，職場では立場に左右されない私的コミュニケーションも行われる。

　より良い職場とは，これらのコミュニケーションが量的にも質的にも的確に行われ，笑顔が絶えない環境である。なお，理想的な職場では，話し合う課題や職場の状況によってコミュニケーションの方向は多面的になる。付き合う範囲や親密さは人によって異なるが，私的コミュニケーションが活発であることもより良い職場を証明する要件の一つである。

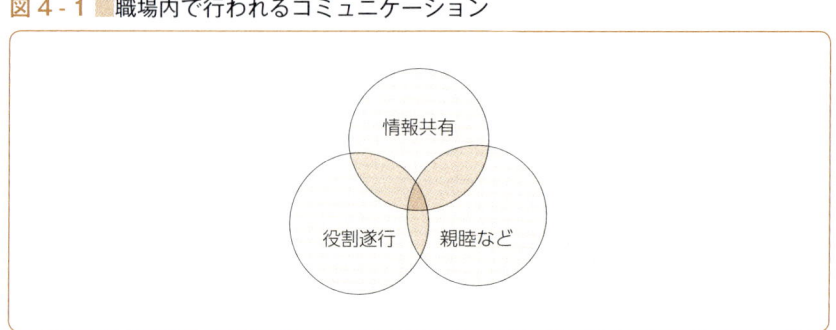

図4-1　職場内で行われるコミュニケーション

Ⅰ 医療機関の人間関係を良好にさせるコミュニケーション

図 4-2 整合性

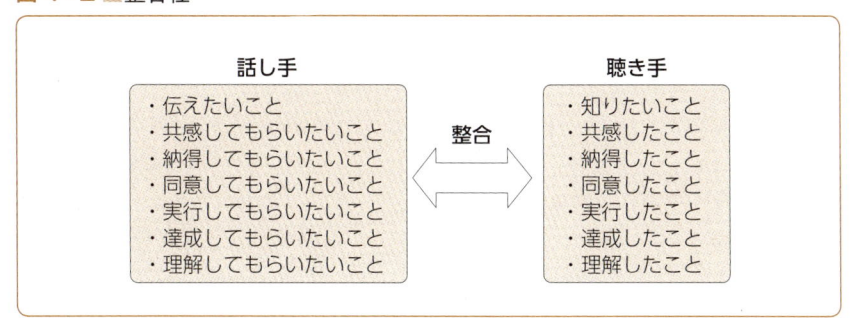

話し手		聴き手
・伝えたいこと ・共感してもらいたいこと ・納得してもらいたいこと ・同意してもらいたいこと ・実行してもらいたいこと ・達成してもらいたいこと ・理解してもらいたいこと	整合 ⇔	・知りたいこと ・共感したこと ・納得したこと ・同意したこと ・実行したこと ・達成したこと ・理解したこと

　良好な職場をつくるには，的確なコミュニケーションが行われることが重要である。的確なコミュニケーションとは，情報の送り手と情報の受け手とのやりとりに**整合性**がある状況を指す（**図 4-2**）。整合性のある的確なコミュニケーションが図れる職場は，全職員が**共通の目標**をもち，相手からの情報を正しく受け止められるコミュニケーション能力をもっている。すなわち，より良い職場へと進化する医療機関は，情報を共有するためのコミュニケーション，役割を遂行するためのコミュニケーション，私的なコミュニケーションを適切に使い分けられる人々によってつくられる。

C 良好な職場づくりに役立つコミュニケーション技術

　ここでは，職員がやりがいを感じられる職場づくり，医療機関の目的・目標を効果的，効率的に達成できる職場づくりに役立つと考えられるコミュニケーション技術をあげる。
　最もポピュラーな技術は，言語コミュニケーション技術と非言語コミュニケーション技術である。自己開示，共感も職場内の人間関係を良好にする重要な技術である。また，傾聴，対話の技術も職場内のコミュニケーションの質を高める。
　その他のコミュニケーション技術には，「内的コミュニケーション」「アサーティブ・コミュニケーション」「ナラティブ・アプローチ」などがある。
▶**内的コミュニケーション**　自分自身に向けた問いかけで，反省または振り返りを行うことをいう。
▶**アサーティブ・コミュニケーション**　自分と相手の人権を尊重し，相手の意見や気持ちを権利として受け止めたうえで，自分の意見や気持ちを権利として相手に伝えるコミュニケーション技術。この技術は，反対

表4-1 職場の活性化を促す思考と技法

思考・技法名	概　要
コーチング	相手に質問しながら，その人の潜在能力を引き出す方法（個人に対して行う）
スーパービジョン	熟練した同職種の指導者が示唆や助言を通して行う教育方法（個人や集団に対して行う）
コンサルテーション	異なる専門性をもつ人が問題解決に向けて検討し，より良い援助方法を模索するプロセス・方法（個人や集団に対して行う）
ファシリテーション	会議などの場で発言を促したり，話を整理したり，内容を確認したりして組織や参加者の活性化を促進させる手法（集団に対して行う）

表4-2 バイスティックの7原則

項　目	内　容
1. 個別化の原則	利用者を個人としてとらえ，利用者の問題状況に応じて個別的な対応をする
2. 意図的な感情表出の原則	援助者が利用者の考えや感情を自由に表現できるように働きかけなければならない
3. 制御された情緒関与の原則	援助者は自身の感情を自覚したうえで利用者の表出した感情を受容的・共感的に受け止める
4. 受容の原則	利用者の考えは，経験や思考からくる個性であると理解し，ありのままを受け止める
5. 非審判的態度の原則	援助者は利用者の言動や行動を評価したり，一方的に非難してはならない
6. 自己決定の原則	援助者は利用者の意思に基づく決定ができるように援助していく
7. 秘密保持の原則	利用者の個人的情報・プライバシーは絶対に他者に漏らしてはならない（守秘義務）

意見や批判を伝える際にも，相手を不快にさせることなく，それまで築いた信頼関係も維持できると考えられる。

▶**ナラティブ*・アプローチ**　傾聴を取り入れた技術で，本人に自分の身に起きたことを語ってもらい，聴き手は，傾聴に徹するという方法である。これは，今の自分の状況を受け入れ，これからどのように取り組んでいくかを，だれかに語る（聴いてもらう）ことを通して，本人が気づくよう働きかける。内的コミュニケーションの効果が得られる技術ともいえる。

また，職務能力を上げたり，問題解決を図ったりする方法に，**コーチング，スーパービジョン，コンサルテーション，ファシリテーション**などがある（表4-1）。これらはすべて職場内のコミュニケーションの質を高め，職場内の人間関係を良好にすることに役立つ。さらにソーシャルワーク実践のなかで対人援助技法の基本として示されているバイスティックの7原則（表4-2）もコミュニケーションの実践に必要な技術と位置づけられる。なお，社会福祉の現場では，**主体性の尊重，自己決定，**

*ナラティブ（narrative）
物語，ストーリーのという意味をもつ言葉。ナラティブ・アプローチは体験や考えを物語的に語ってもらって把握・確認すること。

表4-3 ■対人援助の視点

視点の類型	概　要
主体性の尊重	自分の意思・判断で行動しようとする態度を大切にする
自己決定	利用者自身が自らの意思で自らの方向を選択すること
自己実現	自分の目的，理想の実現に向けて努力し成し遂げること
エンパワメント	自分自身の力で問題解決する能力の獲得を目指すという支援の考え方
ストレングス	その人がもともともっている「強さ」「力」を引き出し，活用して問題解決を目指す手法・考え方

自己実現，**エンパワメント**，**ストレングス**などの視点が，人と人の関係性を理解し，利用者の生活や人生にかかわる諸問題の解決に役立つと考えられている（**表4-3**）。これらの考え方を用いながら人とかかわっていけば，良好な職場づくりが実現できると考えてよいだろう。

II 職場における効果的・効率的なコミュニケーション

A 同僚間のコミュニケーション

　同僚には年上と年下，そして同年代の人がいる。当然ながら目上の人には適切な敬語を使う。年下，同年代に対しても職場では適切な丁寧語，尊敬語を使用することが社会人としてのマナーである。

　言葉や言い方は**心を映す鏡**ともいわれるように，使う用語は，相手に対する自分の気持ちが表れる。大切な仲間と思えば自然と適切な言葉が出てくる。

　医療機関には年上の後輩もたくさんいる。年下の自分が年上の後輩に指示したり指導したりしなければならない場面も多々ある。このような場合は，人生経験では先輩だが業務においては後輩であるという理解のもと丁寧語を使ってコミュニケーションするとよい。互いに相手を尊重する気持ちをもってコミュニケーションを図ることで，信頼関係が築け，仕事が順調に進むようになる。

　ちなみに，高いチーム意識と適度なライバル意識をもった同僚がいれば，効果的・効率的な職場環境が築けやすい。また，仕事とプライベートのメリハリをつけて適切にコミュニケートできる職員の多い医療機関は，社会に信頼される集団へと成長する可能性が高い。

B 職務中のコミュニケーション

1 通常業務

　業務に関する具体的な方法などを伝えるときは，明確な言語を使ったコミュニケーションが重要である．留意することは，相手が判断に迷うような曖昧(あいまい)な話し方をしないことである．また，一気に全部を説明せず，一つひとつの理解度を確認しながら次の説明へと進む．説明時に図表やフローチャート，資料などを用意すると，聴き手が後で確認でき，仕事を早く覚えることができる．

　また，業務の進め方などの状況を把握するには，非言語コミュニケーションに着目することが大切である．非言語は感情を知ることができるコミュニケーション技術であるため，仕事がうまくいっているか，悩みはないかなどを知るには，相手の非言語に着目する．非言語の観察から，相手の心の中にあるメッセージに気づくことができるはずである．

　まずは雑談で和やかな雰囲気をつくり，その後，仕事の話へと進め，スーパービジョン，コーチング，ナラティブ・アプローチなどの手法を使って業務の遂行状況を具体的に把握しよう．

2 緊急時

　緊急時は通常の手順と異なるコミュニケーションをとる必要がある．医療機関における緊急時は，患者の命にかかわることも想定されるため，相手に緊急事態であることを伝え，自分が欲しい情報，相手に行ってほしいことなどをストレートに伝えよう．緊急時は特に聞き間違いを防ぎ，誤解の生まれない伝え方をしなければならない．したがって，可能な限り書面で伝えるか，メモをとってもらうようにする．

3 注意点

　医療機関のコミュニケーションでは，誤解の生じない伝え方をすることが原則である．また，社会人，職業人として自立した者同士のコミュニケーションは，尊厳と人権の意識をもって行われなければならないことも理解しておこう．たとえ業務報告などの簡単なやりとりであっても，傾聴の姿勢をとり，相手を大切にする気持ちで接する．「親しき仲にも礼儀あり」といわれるように，業務時間中のコミュニケーションは，社会人としての一般常識が必要である．

また，医療機関でのコミュニケーションは，周囲の人に聞かれる環境で行われることを理解しておこう。感度の良い電話は，隣でおしゃべりしている声を拾う。また，患者や医療関係の業者などは，職員の姿を観察することを通して職員間の関係性や仕事に対する熱意を推測する。一部の職員のコミュニケーションのあり方が職場全体を評価する資料になることもある。したがって，全職員が所属する医療機関の看板を背負っていることを自覚し，職業人として恥じないコミュニケーションをとることが重要である。

【敬語学習ワークシート】

*正しい敬語か，間違った敬語か考えてみましょう。		○×
場面	内容	
電話	申し訳ございません。○○は本日，お休みをいただいております。	
電話	すみませんが，おたく様のお名前は？	
電話	いいえ，とんでもございません。ぜんぜん大丈夫です。	
電話	申し訳ございません。○○は本日退社しました。	
電話	○○医師はただいま外出なさっています。	
電話	○○先生，ご苦労様です。	
電話	お客様が10時に参られる予定です。	
電話	ご拝読いただきありがとうございます。	
会議	最初に使うのは，こちらの資料でよろしかったでしょうか？	
会議	資料をご拝見になってください。	
会議	恐縮ですが，資料は担当の者からいただいてください。	
会議	○○師長が申されましたことですが。	
会議	ご覧になられましたか。	
会議	先生がさっきそうおっしゃられました。	
会議	すでにお聞きになられていると思いますが。	
会議	○○さんがおっしゃられたとおりです。	

その他	先ほど拝見させていただきました。
	○先生，企画書を拝見なさりますか？
	○○さん，△△病院の××さんがおいでになられましたよ。
	来月の3日，お休みしたいのですが，よろしいでしょうか？
	どなたをおよびしましょうか？
	お客様が参られました。
	そちらでうかがってください。
	○○先生，担当者とはお目にかかりましたか。
	必要なデータは，こちらでよかったでしょうか。
	こちらが航空券になります。

C 医療機関の各種専門職とのコミュニケーション

　多くの専門職で構成される医療機関において専門職同士が効果的・効率的なコミュニケーションを図るには，まず互いの職種の具体的な業務を知ることから始める。そのためには，互いの業務や役割について率直に語り合い，互いの仕事を理解し合う機会が必要である。話し合う内容は，①自分にとって他の専門職の知識や情報がなぜ必要なのか，②具体的に何を知りたいのか，③その知識や情報をどのように役立たせるのか，などである。異なる職種間でコミュニケーションをとる場合は，事前に自分の業務内容や役割，他の職種との関係などをしっかり考え，整理しておくとよいだろう。

　立場や役割の異なる職種間で行うコミュニケーションには，自分の職場の労働環境の改善や業務体制の見直しの必要性などを気づかせる効果がある。このように考えると，多職種間でコミュニケーションを行うこと自体が仕事の効果・効率を上げる方法であり，より良い職場をつくる手段の一つと考えられる。

　窓口職員が医師，看護師，理学療法士や作業療法士などの他の医療職者とコミュニケーションを図る場合には，自分の仕事や職場に誇りをもつこと，各専門職に対して敬意の気持ちで接することが大切である。所属する医療機関に対する帰属意識，職場の仲間や上司に対する信頼，自分の役割を果たすことへの熱意があれば，職種間コミュニケーションは

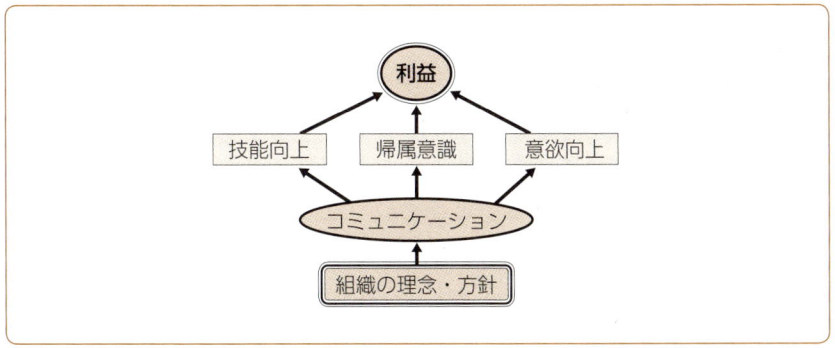

図4-3■職場のコミュニケーションの意義

効果的・効率的に行えるだろう（図4-3）。

D 患者・家族とのコミュニケーション

1 高齢の患者とのコミュニケーション

a 脳卒中の後遺症がある高齢者とのコミュニケーション

　脳出血や脳梗塞などの脳の病気を患った人には，何らかの後遺症が残ることが多い。後遺症のレベルは人によって異なるが，半身の運動麻痺やしびれ，痛み，言語障害，認知障害（記憶力・注意力・集中力などの低下）などが代表的な後遺症である。

　このような後遺症をもつ人のなかには，不自由になった身体を受け入れられず苦しみ続ける人がいる。受け入れられない理由は，生活のしづらさにある。今までできていたことができなくなったことへの怒りや悲しみ，寂しさが，現実を受容できないのであろう。頭ではわかっているが心が受け付けないという状態であると考えられる。このような高齢者とのコミュニケーションでは，共感的態度を示すことが大切である。共感を示すには，まず患者の言語・非言語に着目し，今の気持ちを確認する必要がある。

　いらいらして他の人に怒鳴ったりする患者の場合は，言語表現に着目する。患者の言った言葉を繰り返すことで，まずはその人の気持ちを受け止めよう。患者の気持ちが落ち着いてきたら，患者の言葉からその人の感情を推測し，その気持ちを代弁する形で語りかける。「痛くてつらいのですね」「思うように身体が動かなくて悔しいのですね」などと共感の気持ちを言葉にして伝えることが信頼につながると考えられる。

　感情を言葉に出さない患者の場合は，非言語に着目し，患者の心に共

第4章 コミュニケーションの実際

感する。①苦痛を訴える言葉はないが，立つときに眉間にしわを寄せる，②元気に歩いている同年代の人の姿をうらやましそうな目で追っている，これらの状況から何が推測できるだろうか。

　前者からは身体の苦痛が，後者からは心理・精神的な苦痛が推測される。前者に関しては，「大丈夫ですか」「お手伝いしましょうか」「痛そうですね」「無理しないでくださいね」などと身体のつらさに寄り添う声かけの必要性が思い浮かぶ。では，後者はどうだろうか。「うらやましそう」というのは患者に共感した感情ではない。これは観察者の推測であり同情に該当する。言語・非言語を駆使し，患者の心に寄り添うことで，患者の心の奥にある感情が引き出せる。したがって，後者のような場合は，患者の目線の先に見えるものを確認し，「あの方はお知り合いですか」と聞いてみよう。もしかしたら「いいえ。お元気そうで少しうらやましくて…」と言ってくれるかもしれない。そうしたら，「そうでしたか…，うらやましかったのですね…」と患者の言葉を繰り返せば，患者は「ここに自分のことを理解してくれる人がいた」と，うれしく思うだろう。「いいえ」と言うだけで黙る患者は，現実が受け入れられない状況と判断できるので「そうですか。失礼いたしました」と言って見守ろう。

　患者の心身の痛みやつらさ苦しみは千差万別である。また，患者の本当の思いや感情は，患者自身にしかわからない。しかし，積極的に共感してくれる聴き手，つまり，患者のことを理解したいと心から願う人が目の前にいれば，患者の多様な苦痛は緩和できると考えられる。支援者の意図的・積極的な共感には，患者が疾患や障害を受容することを助ける効果があることも理解しておこう。

【脳梗塞後遺症で半身マヒのある高齢者とのコミュニケーション】

　右脳梗塞（こうそく）で入院していたAさん（女性・66歳）が，退院後初めての受診に訪れました。4点杖（つえ）を右手にやや不安定な様子で歩いています。受付窓口に来たAさんに，あなたはどのような声かけをしますか。

　具体的にあなたの声かけとあなたの声かけに対するAさんの返事（あなたが期待する返事）を記述してください。

　なお，Aさんは，内科とリハビリテーション科を受診します。

あなたの言語「
　　　非言語（

Ａさんの言語「
　　　非言語（

あなたの言語「
　　　非言語（

Ａさんの言語「
　　　非言語（

あなたの言語「
　　　非言語（

Ａさんの言語「
　　　非言語（
＊配慮した点と意識して使ったコミュニケーション技術を教えてください。

※ロールプレイを行い，気づいたことを話し合いましょう。

b 言語に障害のある高齢者とのコミュニケーション

　脳疾患の後遺症のうち，左脳の前方に障害が起きた場合は，聞いて理解することは比較的よくできるのに，話すことがうまくできず，ぎこちない話し方になるという「運動性失語（ブローカ失語）」の症状が出ることがある。また，左脳の比較的後ろの部分に障害が起こると，なめらかに話せるものの，言い間違いが多く，聞いて理解することが困難な「感覚性失語（ウェルニッケ失語）」などが起こる。なかには「構音障害」という状態になる人もいる。構音障害とは，発声がうまくできない状態を指すもので，話の内容は理解できるがスムーズに話せないという特徴がある（**表4-4**）。
　このような言語障害のある高齢者は，人とコミュニケーションがとれないことを寂しく思う傾向が強い。他の人に自分の思いを伝えられない

表4-4 ■代表的な失語症

感覚性失語 （ウェルニッケ失語）	流暢，錯語，言語理解障害，復唱障害，呼称障害，音読障害，読み理解障害，書字障害
運動性失語 （ブローカ失語）	非流暢，言語理解は比較的良好，復唱障害，呼称障害，音読障害，書字障害
全失語	非流暢，口頭理解障害，復唱障害，呼称障害，音読障害，読解障害，書字障害

ことにいら立ちを感じたり，理解できないことから孤独な気持に陥ったりする。

　言語障害のある高齢者との具体的なコミュニケーションは，疾患を正しく理解したうえで，優しい口調と微笑などの非言語を積極的に使おう。基本的な対応方法は以下のとおりである。

　①ゆっくり，短く，わかりやすい言葉ではっきり話す。
　②具体的な内容を話す。
　③話題を急に変えない。
　④わかりにくいときは，繰り返したり，伝え方を工夫したりする。
　⑤言葉でわかりにくいときは，文字，絵，写真，ジェスチャーなどを使ってみる。

　相手が正しく理解できたかどうかの確認は，「はい」「いいえ」で答えられる質問が役に立つ。

　なお，言語機能に障害のある人とのコミュニケーションの留意点は，相手の言葉を最後まで聴くことである。話し手が話している途中に聴き手が先回りして答えてはならない。時間がかかっても待つことが，言語障害の患者に自信をもってもらえる支援方法の一つである。

　しかし，一生懸命傾聴し，コミュニケーションの工夫を行っても，相手の言いたいことがわからない場合がある。そのようなときは，理解できないことを患者に素直に詫びる。わかったふりは絶対にしてはならない。なぜなら，理解したふりをして話を続けると話題にズレが生じてくる。その結果，わかっていなかったことを患者に知られ，気まずい状況が起こる。したがって，努力しても話の内容がわからずコミュニケーションがとれないときは，言葉と表情・姿勢で申し訳ない気持ちを相手に伝えよう。この真摯な態度が言語障害のある高齢者との信頼関係を確実なものにする。

c 聴覚に障害のある高齢者とのコミュニケーション

　年を重ねると，聴覚神経の機能低下により高音が聞き取りにくい状態

【言語障害のある高齢者とのコミュニケーション】

　初めて当院を受診した構音障害のある患者さんが，総合窓口の前に立っています。受診の目的（症状の概要）を伺ったうえで，どの科の受診が適切かアドバイスしましょう。

・2人1組になり，患者役は，ア行トークでコミュニケーションを図る。
〈ア行トークの例〉
5月3日⇒ごがつみっか⇒オアウイゥア，スポーツ⇒ウオーウ（言葉を母音に変える）

〈進め方〉
・患者役の人は，患者さんの気持ちになって話す内容の大枠を決める。
・話す内容をすべて母音に変えてメモをする。

・病院スタッフ役の人は，患者役の人と適切なコミュニケーションを図り，受診に対して的確なアドバイスを行う。

〈気づき・感想〉

になる。この症状はほとんどの高齢者に起こるものと理解してよい。
　このような難聴（老人性難聴）の高齢者とのコミュニケーションは，低い声でゆっくり話すのが原則である。また，高齢者によっては，内容が聞き取れず理解できなくても，ニコニコしていることがある。このような状況だと，話が伝わったのか，伝わってないかがわからず，話し手は不安になる。したがって，伝えたい内容が大切なことであれば，コミュニケーションボード（図4-4）や文字などを使って伝わったか否かを確認する必要がある。
　なお，重度の聴覚障害者とのコミュニケーション技術には，**手話**，**口話**（**読話**），**筆談**などがある。一般的に聴覚障害者は手話がコミュニケーションの方法と考えられているが，手話を完璧に使える高齢の聴覚障害

図 4-4 コミュニケーションボードの例

	緑					青				
（読点）、	わ	ら	や	ま	は	な	た	さ	か	あ
（句点）。	を	り	ゆ	み	ひ	に	ち	し	き	い
数字	ん	る	よ	む	ふ	ぬ	つ	す	く	う
話したくない	ー（長音）	れ	゛（濁音）	め	へ	ね	て	せ	け	え
ありがとう	小（拗音）	ろ	゜（半濁音）	も	ほ	の	と	そ	こ	お
	赤					黄				

者は少ないのが実態である。したがって，確実に内容を伝えるには，ジェスチャーや筆談を使うことが望ましい。

口話（読話）は比較的多くの聴覚障害者が使うコミュニケーション技術である。したがって，聴覚障害者と話すときは，ゆっくりと，大きく口をあけて表情豊かに話す。ただし，ゆっくりすぎて単調な話し方は，聴覚障害者の読話を困難にさせる。口話（読話）でのコミュニケーションでは，言葉の意味や流れを大切にしてリズミカルに話すことが大切である。また，話しの内容に合わせた表情，ジェスチャーも必要である。

聴覚に障害のないわれわれ（健常者）に，「聴覚障害者とコミュニケーションしたい」「思いを伝えたい」という気持ちや情熱があれば，聴覚障害者とのコミュニケーションは成立する。互いの積極的なコミュニケーションが理解し合う関係を築く方法なのである。

d 痛みを伴う疾患のある高齢者とのコミュニケーション

高齢者の痛みは非常に多様であるが，心の痛みが強いと，身体の痛み

【聴覚障害者とのコミュニケーション】

聴覚障害のある人が，友達のお見舞いに来院しました。聾唖者か難聴者かはわかりませんが手話で話しかけてきました。

あなたは，この人にどのような配慮をし，どのような方法でコミュニケーションしますか。コミュニケーションの流れをイメージしましょう。

1．コミュニケーションにおける配慮は？

> 2. あなたの最初の言葉は？
>
> 3. 確認しなければならないことは？
>
> 4. 活用するコミュニケーション技術は？

も強くなることが多いようである。「自分の心身の痛みを周囲の人々に理解してほしい」「自分のつらさに気づいてほしい」と心の奥で願う高齢者の痛みは，薬や治療だけでは治らない。心身の痛みの緩和には，自分の痛みやつらさに寄り添ってくれる人，理解してくれる人が必要である。

　高齢者のなかには，痛さ，つらさを大きな声で連発する人もいれば，眉間にしわを寄せ，黙って苦痛に耐える人もいる。痛みを訴える高齢者とのコミュニケーションでは，痛みの場所やレベルなどを聴くことを通して，共感することが大切である。目と目を合わせ，苦痛を表す表情で熱心に傾聴することが必要である。「痛くてつらいですね」「早く治るといいですね」「何かお手伝いすることはありませんか」などの言葉を添えながら，適切なうなずき，あいづちを入れて積極的な共感の態度を示す。聴き手がしっかり受け止めることによって，一瞬ではあるが痛みを忘れることができる。

　この共感を重視したコミュニケーションは，痛みを伴う疾患のある高齢者にとって癒しの療法の役割を果たす。心身の痛みや苦痛を緩和するには感情に共感するコミュニケーションが有効なのである。

2　障害のある患者とのコミュニケーション

　障害の種類は多様であるが，ここでは身体障害，知的障害，認知機能障害，精神障害の4つに大きく分けて話を進める。

a 身体障害のある患者とのコミュニケーション

　身体障害者には，運動機能に障害がある人や，身体内部の機能に障害がある人（内部障害者），視覚や聴覚の機能に障害のある人などがいる。
　身体障害者とのコミュニケーションの基本は，当事者（本人）に聴くことである。「お手伝いしましょうか」「指示をお願いします」「これは

できますか」「できないことがあれば遠慮なく声をかけてください」などとストレングスの視点で対話する。また，自己開示を促す働きかけも互いの理解を深めるコミュニケーション方法である。

　なお，視覚障害者に対しては，障害特性に対応させた独自のコミュニケーション方法がある。それは，見えないことから生じる不安への対応である。一般的な禁句に「あれ」「それ」「これ」「ここ」「どこ」などがある。これらは，見える人の間で使われる言葉であることを理解しよう。視覚障害者には，「右」「左」「上」「下」「12時の方向に約50cm」「2時の方向に約1m」という形で具体的に伝える。周辺の様子を客観的な指標で具体的に説明すれば，視覚障害者は自分のいる場所を認識できる（図4-5）。

　視覚障害者には見えないことによる不安がたくさんあることも理解しよう。多様な不安を緩和するには，視覚障害者が周辺の状況を把握できるような話し方をしなければならない。つまり，的確な言葉で情報を提供することが視覚障害者の不安を軽減させるコミュニケーション方法なのである。また，自分の氏名を名乗ってからコミュニケーションを始めることや，突然身体を触らないことなども視覚障害者とのコミュニケーションの基本である。見えない生活がどのような不安をもたらすかに共感すれば，基本対応の重要性も理解できるだろう。

　なお，不安や危険を感じる場所やその程度は，障害の部位や程度などによって異なる。それぞれの障害者の様々な不安や危険は共感することで理解する努力をしよう。障害者に対して適切なコミュニケーションが図れる力を身につけるには，共感力を養うことや対話力を高めることが

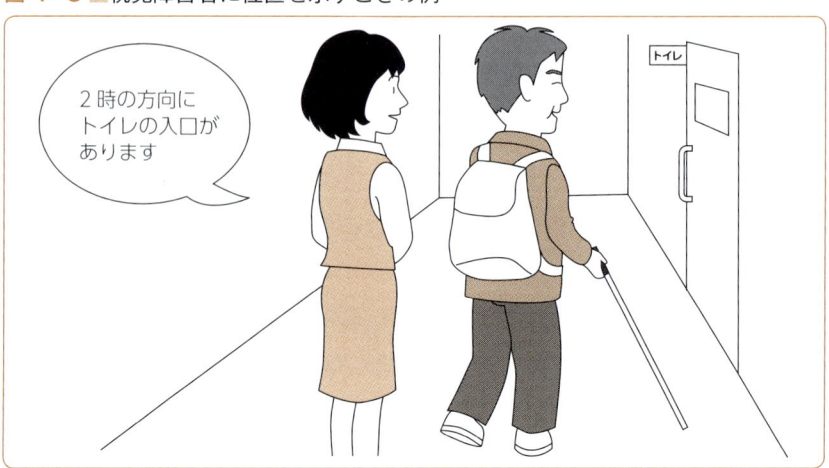

図4-5　視覚障害者に位置を示すときの例

必要である。

【身体障害者（肢体）とのコミュニケーション】

　車椅子を自操（走）する患者Cさんが，「診察の順番はまだか」「いつまで待たせるのか」と怒っています。怖い表情と大きな声で繰り返す姿を見て，他の患者さんたちも不愉快な気持ちになっていることが迷惑そうな表情やおびえる表情から理解できます。

1．Cさんには，どのような事情（心身および生活上の理由）が推測されますか。共感する形で想像してください。

2．Cさんとのコミュニケーションで，留意すべき点を具体的にあげてください。

3．Cさんとのコミュニケーションでは，Cさんに何を理解してもらうことを目的にしますか。

4．Cさんの行動変容を促すコミュニケーションをイメージしてください。
・最初の声かけ

・中心的な伝達内容

・まとめ

【視覚障害者とのコミュニケーション】

　視覚障害のある患者さん（全盲）が，椅子から立ち上がったときにお薬手帳を落としました。本人は落としたことに気がつかず白杖を巧みに使って院内を歩いています。どうやらトイレに向かったようです。

　追いかけて，お薬手帳を渡してください。また，必要に応じて適切なコミュニケーションを図りましょう。

〈進め方〉
1．2人1組になってロールプレイを実施する。役割交代を行う。
2．ロールプレイを通して気づいたこと，学んだことを話し合う。
　　　　注①患者役は，アドリブを入れる。
　　　　注②観察者を入れ，3人1組で行ってもよい。

ⓑ 知的障害のある患者とのコミュニケーション

　知的障害の状態や程度は人によって異なる。障害になった原因や障害状況は多様であるが，コミュニケーションにおける留意点には共通する部分が多い。ここでは，共通点に着目し，知的障害のある人々とのコミュニケーションの基本を学ぶ。

　知的障害者とのコミュニケーションで大切なことは，相手に理解してもらえる言葉を使うことである。専門用語は知的障害者には理解できないと考え使用は控えるべきである。なお，障害に留意しながらコミュニケーションを行うなかで，わかりやすい言葉を使ったが理解してもらえてないと感じたときは，より具体的でわかりやすい言葉を探そう。短文で話すと理解しやすくなるので，話し方を変えてみるのもよいだろう。また，2つ以上のことを一気に話すと混乱することが多いので，段階的に分けて1つずつ話すようにする。記憶力が低い人とのコミュニケーションは，ゆっくり，何度も繰り返しながら話を進める。

　知的障害者が答えやすい質問とは具体的なものである。「なぜ」「どうして」という抽象的な質問は，知的障害者にとっては，どう答えればよいかわからない。これらを理解し，「いつ」「どこで」「だれが」「何を」「どうした」という形の具体的な質問を行うようにする。

　また，知的障害者には素直な感情表出を行うという特性がある。したがって，知的障害者の非言語表現を細かく観察し，感情を推測しながら，コミュニケーションを進めよう。話の内容や感情を確認する必要がある場合も，具体的で理解しやすい言葉を使うよう心がけることが大切である。

ⓒ 認知機能に障害のある患者とのコミュニケーション

　認知機能に障害のある人には，認知症という病気になった人，事故や病気で脳に損傷を受けた高次脳機能障害者などがいる。前者の主な疾患には，①アルツハイマー型認知症，②脳血管性認知症，③レビー小体型認知症，④前頭側頭型認知症などがある（**表4-5**）。アルツハイマー型認知症や脳血管性認知症，レビー小体型認知症は，初期段階にもの忘れが起こる。ピック病などの前頭側頭型認知症は，性格変化が初期段階に起こるといわれている。また，アルツハイマー型認知症は徐々に認知機能の低下がみられ重度化していくが，脳血管性認知症は障害を受けた部分のみの機能が低下する。なお，脳血管性認知症の場合は，認知症の原因となった病気のコントロールが良好であれば認知障害の進行はみられない。

　このように，疾患によって初期段階の症状や症状の変化は異なる。し

表4-5 ■主な認知症

病　名	特徴的な症状
アルツハイマー型認知症	記憶障害，見当識障害，被害妄想，抑うつ，徘徊，失禁など
脳血管性認知症	記憶障害，運動機能障害，情動の変動，抑うつ，意欲低下など
レビー小体型認知症	幻視，妄想（被害妄想，嫉妬妄想），パーキンソン症状，抑うつ，不安，転倒など
前頭側頭型認知症	人格変化，脱抑制（本能による行動），無関心・無気力，常同行為，行動異常，失禁など

かし，認知機能の低下が日常生活を混乱させることやコミュニケーションが困難になる点などは，認知機能に障害を受けた人すべてに共通する問題である。

また，どの認知機能障害者にも起こり，共感してかかわる必要のある感情は「不安」である。判断力や理解力が低下する病気の患者（認知機能障害者）には，常にとまどいと不安の気持ちがある。つまり，認知機能に障害のある人は，日々を不安な気持ちで過ごしている。したがって，患者とのコミュニケーションは，この不安ととまどいに寄り添うことが基本となる。

自分の生活状況を客観的に理解する力がなくなる認知機能障害の患者に**最後まで残る力**は，**感情**と**自尊心**である。たとえ寝たきりになり，自分でできることがなくなっても，認知機能に障害のある人の心は生きている。すなわち「感情」と「自尊心」は，認知機能に障害のある人が最期まで持ち続けることができる能力なのである。この事実から，認知機能に障害のある人とのコミュニケーションでは，感情にアプローチする方法が効果的であることがわかる。すなわち，認知機能障害者の不安を緩和させるには，非言語コミュニケーション技術の活用が役立つ。

優しい視線を相手に向けながら，短くわかりやすい言葉を使ってゆっくり話す。同時に，手を握る，肩を触る，背中をさするなどのボディタッチを行う。たとえ反応がなくても，このようなコミュニケーションは，認知機能障害者の心のなかの不安を軽減すると考えられる。ただし，軽度の認知機能障害者の不安は言葉で緩和できる。したがって，軽度の認知機能障害者とのコミュニケーションでは，非言語と言語の技術の統合が重要になる。重度の認知機能障害者の場合は，ボディタッチなどの非言語が安心感を与える技術と考えられている。

認知症患者の「今」の心を理解する鍵は，認知症患者の言葉のなかに

図4-6 認知症患者との会話の例

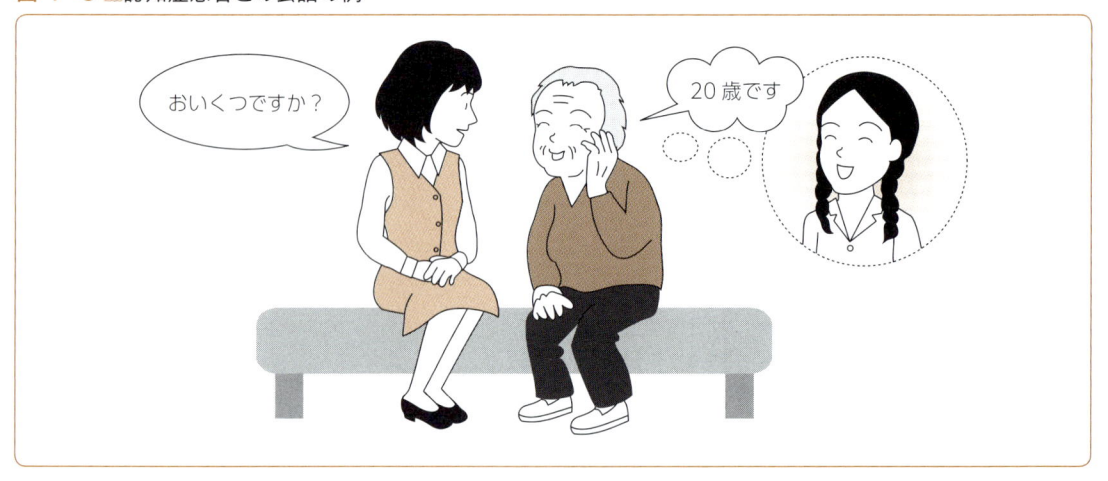

（おいくつですか？）
（20歳です）

　ある。たとえば，「お母さんはどこ？」と言って歩き回る90歳の高齢者がいたら，その人は子どもの頃の自分の世界（過去の世界）に心をとどめていると理解する。その高齢者の感情に寄り添うコミュニケーションとは，目線を合わせ，微笑みながら，「お母さんを探しているのですか」「一緒にお母さんを探しましょう」と優しく語りかけ，そっと手を握ることである。その後，「お母さんはどんな人ですか」「あなたはお母さん似ですか」などとお母さんに関する質問をしていく。このようなコミュニケーションを図っていくと，お母さんを探す不安な気持ちがお母さんを懐かしむ気持ちへと変化する可能性がある（図4-6）。

　このように，認知症患者とのコミュニケーションの原則は，認知症患者の心のなかに私たちが入っていくことである。認知症患者の心のなかの世界が，本人が生きている今の世界だと理解してかかわることが，認知症患者の不安を軽減させるコミュニケーションになる。

　なお，事故などで高次脳機能障害になった人の場合は，適切な訓練を行うことで徐々に認知機能を回復させることができるといわれている。患者の心に寄り添った適切なかかわりがリハビリテーションとなり，不安解消と機能回復が実現されることも理解しておこう。

【認知症の高齢者とのコミュニケーション】

　まだ受診が終了していない認知症の患者Bさんが，突然外に出ていこうとしました。付添いの人はトイレに行っているようです。「Bさん，どちらにいらっしゃいますか？」と尋

> ねると，「家に帰ります」と言ってスタスタ歩き始めました。Bさんの気持ちを不安にしない形で，待合室に一緒に戻ってきてください。
> 〈進め方〉
> ・認知症高齢者役の人は，「帰る」理由を自由に設定してください（精神年齢も自由）。
> ・病院スタッフ役の人は，認知症高齢者に対して適切なコミュニケーションを図りましょう。
>
> 〈気づき・感想〉

d 精神障害のある患者とのコミュニケーション

精神に障害のある患者の症状は多様だが，一般的に，①コミュニケーション能力の低下，②感情コントロール能力の低下，③ストレス対処能力の低下，④意欲・感情表出などの精神機能の低下，⑤体力・運動能力の低下などがあるといわれている。ただし，生活環境や発症時期によって障害の程度や現れる症状は異なるようである。

精神疾患は，「症状がわかりにくい」「流動的で不安定」という特徴があるため，患者とのコミュニケーションは非常に難しいと思われている。しかしながら，この考え方自体が精神障害者とのコミュニケーションを困難にさせる要因といえる。

精神障害者も他の疾患をもつ人々と同様に，病気を抱えた一人の人間であると理解しよう。精神障害者とのコミュニケーションの基本は，同じ人間として対等かつ平等にかかわることである。つまり，普通に接することが基本なのである。

精神障害者は，繊細な心の持ち主であるがゆえに患ったと考え，優しく，やわらかな口調とていねいな言い回しでコミュニケーションを図ろう。ただし，繊細であるためささいなことを気にして混乱することがある。ゆえに，気を使いすぎることは避けなければならない。

具体的なコミュニケーション場面では，精神障害者の表情，態度，行動をしっかり観察する。落ち着いた表情であれば，普通に接する。表情が硬く，目が泳ぐようであれば混乱していると判断し，こちらから質問

することは控え，相手からの質問に答えるだけにとどめるとよいだろう。うまく伝えることができず焦りを感じているように見えたときは，優しい表情を示し，ゆっくり待つという姿勢で相手と向き合う。表情や言動の観察から，うつ状態であることが感じられた場合は，励ます言葉を使ってはならない。特に本人がうつ状態が改善されつつあると感じていて，「良くなってきた」「頑張りたい」という内容の言葉を出したときは，特に注意する。このようなときは，「無理をしないでください」「頑張りすぎないでください」「ゆっくり治していきませんか」などの言葉をかけ，焦る気持ちを緩和させることが大切である。

全体的なコミュニケーションの留意点としては，「矢継ぎ早に質問すること」「複数の指示を出すこと」「命令口調で指示すること」などを避ける。

3　家族とのコミュニケーション

患者の家族とのコミュニケーションは，いかに共感するかがポイントである。家族の患者に対する思いや家族としてのつらさは非常に多様である。たとえば，苦しさ，つらさを取り上げて考えた場合，その人にとって何がつらいのか，どの程度苦しいかは，本人にしかわからないことである。なぜなら，苦しさ，つらさなどの感情は主観的なものであり，比較することや想像することが難しいからである。ゆえに，自分の経験の範囲で他の家族と比較することなどは控えなければならない。

実際に，患者の直系家族と義理の家族のつらさや苦しさは異なる。さらに，直接介護を行っている人と見守っている人の大変さも違う。また，介護には直接かかわっていなくても一緒に暮らしている人にも何らかの苦しさやつらさがある。このように，すべての家族が何らかの負担を感じて生活している事実から，ねぎらう気持ちをもってコミュニケーションを図ること。つまり，共感を大切にするのが家族とのコミュニケーションの基本である（図4-7）。

愚痴を言う家族とのコミュニケーションでは，相手の言葉を繰り返すなどして共感を示す。無口な家族に対しては，推測される感情を代弁する形で「睡眠が十分でなくてつらくはないですか」「仕事をしながらの介護は大変だと思います。無理をしないでください」「ゆっくり過ごせる時間はとれていますか」などの声かけを行おう。

なお，一般的に女性は言葉で大変さを訴え，ストレスを緩和することができるが，男性の介護者は感情を言葉にすることが苦手である。した

図 4-7 ■患者とその家族との会話例

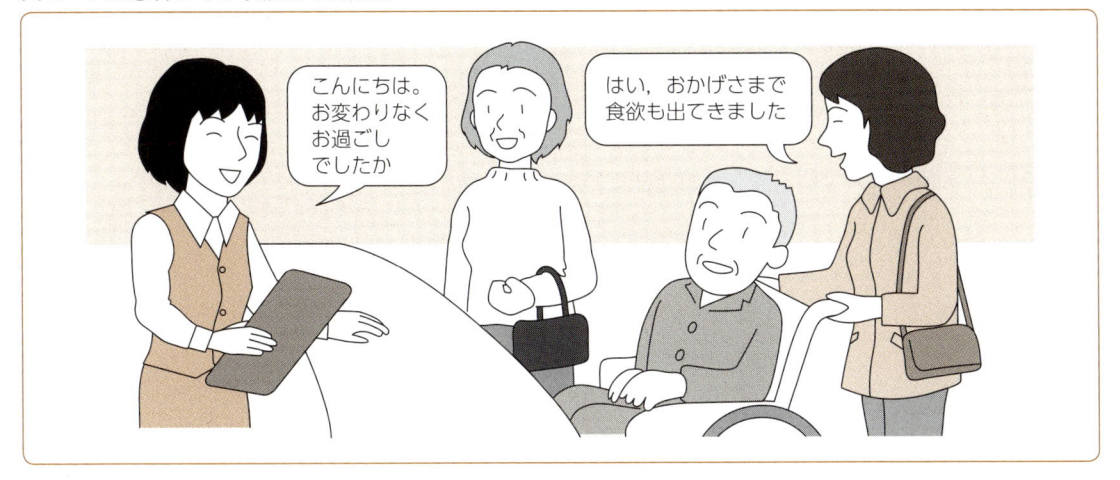

> こんにちは。お変わりなくお過ごしでしたか
>
> はい、おかげさまで食欲も出てきました

がって、女性の家族とのコミュニケーションは、言語を手がかりにして行い、男性の家族とのコミュニケーションは、非言語を手がかりに行うことが必要である。

　いつも愚痴を言っていた人が穏やかな表情になり愚痴が少なくなったら、生活が安定してきたと判断してよいだろう。ただし、愚痴が少なくなると同時に表情が暗くなり肩を落とす姿勢で歩き、下を向いて人と目を合わせなくなってきたら、家族の負担が大きく、ストレスがたまっていると判断し、さりげなく声をかけてみよう。家族の心の負担は周囲の人々のさりげない思いやりの言葉で和らぐ。心から心配する気持ちがあれば、「おはようございます。お元気ですか」と優しい笑顔で言うだけでも家族の心に心配する気持ちは届く。われわれの気づきと優しさが家族の負担を軽減させる力になることを理解し、言語・非言語技法を適切に使った共感的なコミュニケーションを図ろう。

【家族とのコミュニケーション】

　認知症の妻を介護している夫Dさん（83歳）が、妻と一緒に来院しました。体調不良なのはDさんですが、「妻を1人にできないため一緒に来た」と言います。Dさんは、妻の介護をするようになって2年になります。子どももなく、親族も近くにいないため、Dさんが生活全般の責任を果たしています。自営業であったため、年金額も少なく、介護サービスの利用も躊躇している様子です。
　Dさんは、職人肌でもともと口数の少ない人です。また、妻は要介護3のレベルです。

〈進め方〉
1. まず，Dさんの心身の苦痛を推測しましょう。

2. 2人1組，または観察者を入れた3人1組をつくります。

3. ロールプレイを実施します。
　疲労がたまり体調を崩しているDさんの不安と苦痛に寄り添うコミュニケーションを行いましょう。

4. 役割交代をしてロールプレイを実施した後，感じたこと，気づいたことをロールプレイ実施メンバーで話し合いましょう。

注）Dさん役は，自分の推測した苦痛を心に秘めてDさんを演じる。

III チームアプローチを円滑にするコミュニケーションのあり方

A チームアプローチの必要性

　近年，チームアプローチの必要性が多くの分野でいわれている。これは，コミュニケーションの希薄化が進み，同じ職場で働いていながら，だれがどのような仕事を行っているか，また，それぞれの仕事の進み具合はどうかなどを互いが知らない，また，知ろうとしない人が増加し，そのような職場では業績が伸びないことが問題になったことから始まった。

　つまり，この問題を解決し，職場の利益を上げるために職員のコミュニケーション力を上げたりチームアプローチを推進したりする組織が増えたのである（図4-8）。現在は，多くの職場で，効果的・効率的な仕事を可能にしようとチームリーダー（以下，リーダー）を育成し，チームアプローチが展開されるようになった。

　では，このチームの中心的な役割を担うリーダーは他の職員たちとどのようなコミュニケーションを図ればよいのだろうか。また，チームの力を向上させるには，リーダーがどのような役割を果たせば円滑なチー

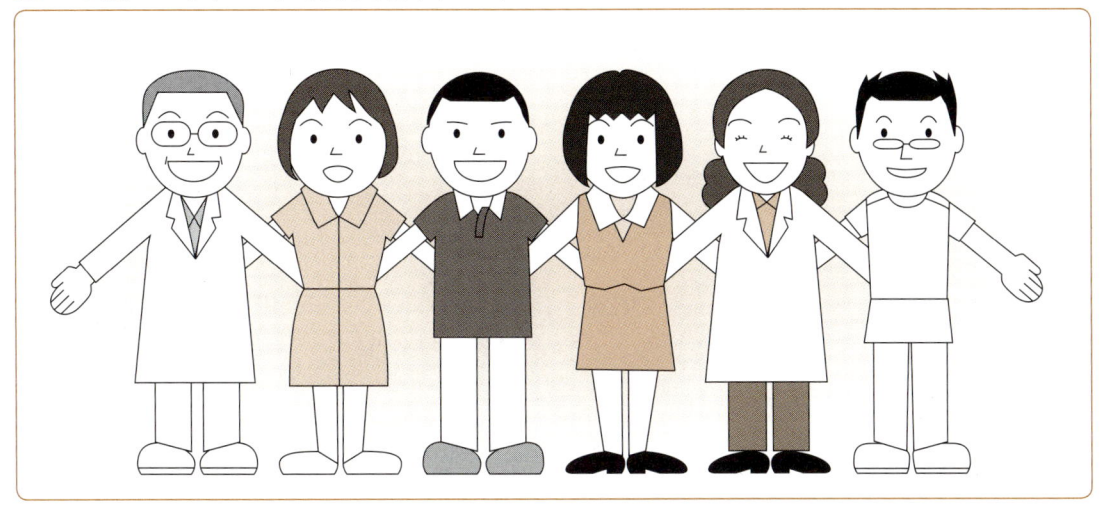

Ⅲ　チームアプローチを円滑にするコミュニケーションのあり方

図4-8 ■チームアプローチの良好な例のイメージ

ムアプローチが実践でき，仕事の成果が上がるかを以下に示す。

B 医療機関におけるチームリーダーのコミュニケーション

　医療機関のリーダーは，医師である。医療機関の規模によって医療チームの数は異なるが，医業は医師のリーダーシップによって行われる。したがって医師はチームリーダーとして「スーパービジョン」「コーチング」「コンサルテーション」「ファシリテーション」などのコミュニケーション技術を使ってチームメンバーとかかわる。

　医師の行うチームアプローチの第一歩は，自分についてきてくれる人々に医療機関としての方針や目標を伝達することである。その後，医療チームの目標を設定して伝える。このように，チーム内コミュニケーションは，方針の確認から始まり，チームの目標と役割の共通理解を目指して行われる。このとき，医師に期待される最も重要な役割は，「チームづくり」である。チームメンバーが良好な人間関係を築けるよう，メンバーの個別理解を進めるとともに，チーム全体に対してコミュニケーションをとる。ただし，医師がすべての状況を把握しリーダーの役割を果たすのは困難である。したがって，各専門職の長や医療ソーシャルワーカー，看護師，医療秘書などが医師のサポーターとしての役割を果たしチームをつくっていく。なお，医療チームでは，医師の提示した目標を達成するために各専門職は独自の専門性に基づいた目標を設定する。そして医師は，各専門職の能力がチームのなかでどのように発揮できるかなどを予測し，業務の流れを見守りながら必要に応じて修正を促す。チー

181

ムづくりの実践において，リーダーに求められることは，常に相互作用や効果を考えながらチーム内の人間関係を良好にしていくことである。したがって，チームリーダーである医師は，連携の基礎となる信頼関係をチーム内に培うために積極的なコミュニケーションを図らなければならない。もちろんサブリーダーの立場である各専門職の長も医師のサポーターとして信頼関係構築に向けたコミュニケーションをとらなければならない。

　言語・非言語の技術を使い，チームメンバーが円滑に意見交換できることや親睦を図ることができるように配慮し，信頼関係の構築を目指して努力するのがリーダーの仕事と考えてよいだろう。

　ただし，チームメンバーの個性やリーダーのタイプによってチームづくりの方法やチームアプローチの方法は異なる。また，医療チームの課題や問題，目的によってコミュニケーションの方向やチームアプローチ方法は違ってくる。つまり，時と場合によってコミュニケーションの方法を柔軟に変えることが，チーム内に良好な関係を成立させ，仕事を円滑に進められる要件なのである。

　このように考えていくと，あるときは強く指示し，あるときはメンバー個々の意見に耳を傾け，あるときはチームに課題を提示して考えさせるなど，多様なコミュニケーションを意図的にとり，チームのかじとりをするのがリーダーである医師の重要な役割であることがわかる。

　また，医療機関の中間的立場と考えられるサブリーダー（各専門職の長）は，上司の立場になったり，部下の立場になったりする。すなわち，サブリーダーは，複数の顔をもち，状況に応じて思考や行動を変えることが求められる。したがって，サブリーダーは，自分がどの立場・視点で，だれに向かって，どのようなコミュニケーションを図るのか，また，その目的は何かを常に意識しなければならない。なお，的確で柔軟なリーダー機能の発揮は，リーダーの立場と業務を理解したチームメンバーの協力によって実現される。つまり，医療機関の全スタッフが各専門職の立場・業務・役割を理解しなければ良好なチーム運営はできないと考えてよいだろう。

C チーム力を高めるコミュニケーションのあり方

　チームで物事にあたる場合，チームメンバーに情報が円滑に伝達されることが重要な条件である。円滑な情報伝達が行えるチームには，メンバー間に対話できる雰囲気と環境が育つ。この雰囲気や環境は，チーム

メンバーである全員が努力・協力してつくっていくものである。

　なお，医療チームに対して医療機関が期待することは，業務の効率化や業績アップであるが，チームメンバー個人の目的には，やりがい，自信，成長を感じることなどが含まれている。

　チームづくりで最初に行われるチーム内の具体的なコミュニケーションは，各メンバーが，自分の「できること」「できないこと」「得意なこと」「苦手なこと」などを他のメンバーに理解してもらえるよう自己開示することである。互いの専門性に基づいた価値観の差を理解したうえで，相手の専門性を尊重するコミュニケーションをとることが，良好なチームづくりの第一歩である。

　チームメンバーの価値観の違いは，目標達成に向けた考え方や方法が異なるという形で表面化する。この意見の違いを各メンバーがしっかり受け止め，建設的な意見交換ができるか否かがチームの質を左右すると考えてよいだろう。

　相手の人権を尊重したアサーティブ・コミュニケーションがとれるチームメンバーであれば，意見のすり合わせは円滑に行える。そして，同じ目標に向かってみなで微調整しながら一歩ずつ進むことができる。医療機関の効果的・効率的な仕事は，各専門職の考えや医師の考えを互いに言葉で確認しながら進めることで実現できると考えてよい。

　なお，会議や打ち合わせでは，「発言者の意図は何か」「その発言は他のメンバーに何を期待するものなのか」などを考えながら話を聴くことが大切である。自分が理解した内容の確認と納得を繰り返すコミュニケーションを継続し続けることによってチーム力は向上する。

　また，仕事における意見の違いをプライベートな関係に引きずらないこと，互いに尊重し合い信頼関係を強化するコミュニケーションを行い続けることも，チーム力を向上させる要件である。

第5章 変容を促すコミュニケーション

I 自己変容を促す内的コミュニケーション

A 内的コミュニケーションの必要性

　コミュニケーションには，周囲の人々と良好な人間関係を築くために行うコミュニケーションと自分自身に向けて行う内的コミュニケーションとがある。自分に向けた内的コミュニケーションは，**内省（リフレクション）** ともいわれ，他の人とのコミュニケーションによって起こった自分の感情や言動を振り返ることを指す。

　内省とは，日々の業務や日常の出来事などで経験したことを振り返ることで，経験を通して自らのあり方を見つめなおすことでもある。自分の身に起こったことを深く考えることは，自分の考え方や行動を修正することにつながる。特に，自分にとって意味のある経験の振り返りが自らを大きく成長させると考えられている。

　つまり，内的コミュニケーションは，様々な体験や経験からの気づきや学びを次の活動に活かすために行われるものであり，自分自身の成長を促して，思考や行動を変化させるきっかけをつくるコミュニケーション技術と考えられる。

　「他人を変えるにはまず自分が変わらなければならない」「自分が変われば他人も変わる」「他人は変えられないが自分は変わることができる」などの言葉があるように，内的コミュニケーションは，他者とより良い人間関係を築くためにはなくてはならない必須コミュニケーション技術なのである。

B 内的コミュニケーションの方法

　自分が自分に向けてメッセージを届け，自分の言動を見つめなおすことは非常に難しい。この自分に向けて行う内的コミュニケーションは，だれかに自分の体験を語るという方法でも実践できる。つまり，経験を自己開示するという形で内的コミュニケーションが行えるのである。したがって，効果的な内的コミュニケーションを行うには，自己開示の機会や自分の経験を語れる場所があり，そこに聴いてくれる人がいることが必要である。

　他の人に自分の経験を語るという内的アプローチの方法は，心理療法や社会福祉援助技術で行われているナラティブ・アプローチという支援方法に似ている。ナラティブ・アプローチとは，援助を必要とする人に自分自身について語ってもらい，語りを通して自らが新たな自分を発見できるよう促す支援のあり方をいう。つまり，だれかに語ることを通して自分で自分の問題を解決する支援方法である。

　他の人に自分の物語（体験）を語ることは，自らの新しい物語（体験）を生み出し，自分自身の視野・思考を広げることを可能にする。このナラティブ・アプローチの考えは，経験を振り返るなかで自分を成長させる内的コミュニケーションと同じ考え方である。

　他の人に自分の体験を聞いてもらう場合は，聴き手の傾聴力が重要になる。「語る」という方法で行うこのコミュニケーションは，信頼関係が築かれた聴き手と話し手による傾聴と自己開示の実施と同じであるとも考えてよいだろう。

II 傾聴による変容

A 傾聴の目的

　傾聴の目的には，①聴き手が話し手を理解すること，②話し手が自分自身の気持ちに気づき自分の状況を理解すること，などがある。

　話し手の生活課題や問題は，その人ならではの生活環境や価値観，具体的な体験から発生している。したがって，その人の抱える問題を理解したいと思って傾聴しても，その人の感じる課題のすべてを正しく理解することはできない。つまり，共感的な傾聴，受容的な傾聴を行ったと

しても，100％完璧に話し手を理解することは不可能なのである。たとえ最良の傾聴を実施しても，ある程度の理解にとどまるのが現実である。また，傾聴した内容が自分の体験と似ていても，自分の問題ではないため，これもまたある程度の理解にとどまってしまう。したがって，傾聴の目的は最大限話し手を理解することと設定すべきだろう。

また，どのような問題も，最終的には本人が解決方法を選び決定するものと考えるべきである。聴き手の積極的な傾聴は，話し手が内省（体験の振り返り）することを促し，話し手自身が問題解決の方法を発見することを助ける。すなわち，何らかの問題を抱えている人は，最良の傾聴者の前で自らの物語を語り，語りを通して自分自身が納得できる判断を行う。

つまり，最良の聴き手による最良の傾聴によって話し手自身が問題を解決する力を身につけることができるのである。これが傾聴の目的であり，傾聴による変化と考える。

B 傾聴の実践における留意点

傾聴を行ううえで大切なことは，相手の話を素直に聴き，受け止めることである。相手の言った言葉の意味を解釈するのではなく，相手の伝えたいことを正しく聴きとること，言葉のなかに含まれる感情をしっかり受け止めることが重要である。すなわち，言葉の背景や奥にあるものを理解しようと努力して聴くことが大切なのである。傾聴を行う留意点としては，①話し手が話している途中で自分の体験を語ったり，アドバイスを行ったりして聴き手が話し手の問題を解決してはならない，②非言語メッセージにも注意を向け，相手を理解しようと努力すること，などがあげられる。最良の傾聴の具体的な方法は，**うなずき**，**あいづち**，**要約**，**繰り返し**，**内容の明確化**，**支持**，**沈黙**などを適切に行い，話し手である相手の感情をしっかり受け止めることである。

C 変容を促す傾聴のあり方

聴き手の最良の傾聴は，話し手に安らぎと自信を与える。また，最良の傾聴には話し手の心に変化を促す力があると考えられている。

では，どのような傾聴が話し手の意識や行動を変化させるのだろうか。ここでは，変容を促す効果的で具体的な傾聴のあり方を模索する。

傾聴には，**消極的な傾聴**と**積極的な傾聴**があるが，話し手の心を変化させる最良の傾聴は「積極的な傾聴」である。この積極的な傾聴とは，

単に相手の言葉の意味を聴くことではない。話し手の感情，思考，態度や価値観，すなわちその人の存在自体に耳を傾けることといってよいだろう。

傾聴者の態度としては，温かいまなざし，優しさを感じる落ち着いたトーンの声，真剣で構えのない姿勢などの言葉以外の要素を大切にして聴くことが大切になる。適切なタイミングのあいづちやうなずきも重要なポイントである。なお，小さなうなずきと大きなうなずきを交互に入れれば，話し手は聴き手がしっかり自分を受け止めてくれていると実感する。

小さなうなずきとは目線を合わせたまま行うもので，大きなうなずきとは頭を大きく動かし目線を一度はずすものをいう。大きなうなずきは，話と話の節目に行うことが望ましい。

また，傾聴を続けるなかで，話が長くなり話し手自身が何を話せばよいか混乱したときは，話の内容を簡単に要約することが必要である。話し手の話を繰り返すことや「それで」「ええ」「なるほど」「そうですか」などのあいづちを適切に使い，話し手が話しやすいと思える状況をつくることも効果的な傾聴である。

傾聴の実践では傾聴者が質問することは極力避けるべきであるとされているが，状況によって**開かれた質問**と**閉ざされた質問**を行うことが必要となる。閉ざされた質問とは「はい」「いいえ」で答える質問で，開かれた質問とは，具体的な答えを求める質問をいう。「リンゴは好きですか」という質問は閉ざされた質問で，「好きな果物は何ですか」は開かれた質問である。

なお，最良の傾聴者による最良の傾聴は，話し手に自分自身の気持ちを整理させる。気持ちの整理は内省（内的コミュニケーション）へとつながり，気づきや反省を生み出す。このように話し手の思考や行動の変容は，良い聴き手に巡り合うことによって実現する。

III 自己覚知による変容

A 自己覚知の効果

対人関係やコミュニケーションに自己覚知が必要な理由は，自分を知ることが他の人とのコミュニケーションに役立ち，より良い人間関係の

形成につながるからである。

　自己覚知を通して自分の価値観や性格，考え方や行動のタイプなどを知ることで，人は自分らしさ（特徴，傾向）を意識しながら社会生活を送れるようになる。また，自己覚知を行い，自分らしさを確認することで，相手に自分の価値観を押しつけることを防ぐことができる。もちろん相手の価値観の影響を受け自分の感情が不安定になることも起こらない。

　しかし，自己覚知とは，自分の心の奥を刺激する方法で行われるものである。したがって，自己覚知が封じ込めていた自分を引っ張り出す結果になることもある。つまり，自己覚知の実施は，本人に気づきたくないことを気づかせ苦痛を感じさせる危険性がある。指摘されると苦痛を感じやすい人は，自分が気づいてなかった癖を指摘されるだけでも不愉快な気分になると推測される。

　このように自己覚知で，自分と向き合うことには難しさがある。しかし，自己覚知の実施で感じたストレスやジレンマを乗り越えれば，自分が他の人にどのように見られているか，自分の考え方の傾向はどのようなものかなどが理解でき，どのように人とかかわれば良好な人間関係を築けるかがわかってくる。

　自らが成長や変容を願って行う意図的な自己覚知は，自分と他の人との関係の見直しや改善に役立つものとなる。すなわち，自己覚知は，自分と他の人との関係を良好な状態へと変化させる一つの方法なのである。なお，自己覚知の結果をどう生かすかは自分しだいであることを理解しておこう。

第6章 良好なコミュニケーションが人間関係に及ぼす効果

I 医療機関の良好なコミュニケーションが患者・家族に及ぼす効果

　家族のだれかが病気になると，日常生活のリズムが乱れ，家庭生活のなかに様々なひずみが出てくる。精神的な負担，金銭的な負担が家族全体の不安となり，家族関係のなかに暗い影を落とす。

　最もつらく不安なのは患者ではあるが，家族も不安な気持であることを理解しておく必要がある。医療機関のスタッフはこのような患者や家族の気持ちを受け止め，患者と家族の不安を軽減させるコミュニケーションをとらなければならない。

　患者や家族にとって，受付窓口から医師の診察までの流れが円滑であり，検査の手順も明確で，看護師の処置が医師の指示のもと適切に行われていることを感じるだけでも不安は軽減される。つまり，医療機関内のコミュニケーションが円滑であることによって患者や家族の医療機関に対する信頼度は高まるのである。

　また，窓口職員の親切な対応，看護師をはじめとする医療職者の的確な声かけ，医師のわかりやすい説明という各専門職の良好なコミュニケーションは，患者や家族の不安を払拭させる。

　入院が必要な場合は，医師からの入院診療計画，手術説明，看護師からの看護計画や理学療法士や作業療法士によるリハビリテーション計画などの説明を受けることになる。現実問題として，専門用語で記載された数多くの書類を目にした家族のなかにはストレスを感じる人がいる。手続きを通して家族がストレスを感じたり，不安な気持ちになったりしないようにするには，不安を感じさせない説明が必要である。つまり，医療機関の各専門職が質の高いコミュニケーション技術を身につけ，的確な説明を行うことが，家族の不安を軽減させる方法と考える。

強い不安を抱えた家族がいる場合は，それぞれの職種の立場で家族の不安の原因を探る必要がある。原因が明確になればチームリーダーの医師に報告し，医師の判断で家族の不安を払拭する方法を検討することになる。このような医療機関の円滑で良好なコミュニケーションによって，家族は安心と希望を獲得することができる。

　医療機関の専門職個々人のコミュニケーション技術の高さが，医師を中心としたチームの連携を円滑にし，患者や家族の不安や負担を軽減させる。すなわち，病人を抱える家族が，家族機能を回復させ良好な家族関係を維持できるかどうかは，医療機関のコミュニケーションの質の高さが影響すると考えてよいだろう。

II 良好なコミュニケーションが職員や医療機関に及ぼす効果

　医療機関で行われるコミュニケーションは，仕事の効果・効率につながることを目指している。また，コミュニケーションの目的は患者の命をまもることであることから，医療機関では，素早く正確に情報を伝達することや適切に状況を把握することなどが求められる。医師による具体的な指示や院内コミュニケーションも，患者の利益を最優先にした円滑なものでなければならない。

　なお，医療機関のコミュニケーションは，患者の利益を優先することを原則としながら「人材育成」「職員教育」を意識して行われるものでもある。

　この，患者の利益を優先したコミュニケーションや人材育成・職員教育を重視したコミュニケーションは，医療機関の職員に尊厳意識やモチベーションを身につけさせる要素がある。コミュニケーション能力の高さは，社会生活力の高さであり，自己実現を達成する力につながる。したがって，良好なコミュニケーションがとれる医療機関で働く職員は，自分の仕事にやりがいと誇りをもつことができる環境に身を置いていると考えてよいだろう。

　つまり，コミュニケーション能力の高い職員の存在が優良な医療機関をつくると考えられる。職員のコミュニケーションの質の高さと医療機関の質の高さは比例するのである。

Ⅲ コミュニケーション能力の向上を目指した日常生活のあり方

　コミュニケーション能力を向上させるには，観察力を養う必要がある。また，見聞きしたことの判断・解釈には，想像力も必要である。さらに，自分の判断や解釈を相手に正確に伝えるには，対話力が必要となる。

　つまり，**観察力**，**想像力**，**対話力**がコミュニケーション能力を向上させる鍵と考えられる。これらの能力を向上させる方法として，家族のなかでコミュニケーショントレーニングを行うことを勧めたい。

　家族といっても価値観はみな異なるはずである。どの部分が異なるのか，また，どのような価値観をもっているかを知るには，意図的な働きかけ（コミュニケーション）が必要である。そこで，家族の間にある「違い」に焦点を当てて観察していくと，今まで気づかなかった家族の価値観が発見できる。同時に時々感じていた不愉快な気分がこの価値観の差が原因であることを改めて知ることになる。

　価値観の差は，考え方だけでなく，食器の洗い方や片づけ方，洗濯物の干し方・たたみ方，掃除や片づけのしかたなど，日常生活の営みにもある。そしてそのすべてに家族それぞれの理由があることに気づく。その違いの理由を相手に尋ねると，「なるほど」と納得できる答えが返ってくるのである。

　相手を理解すること，互いが不愉快な気持ちにならないことを目的としたコミュニケーショントレーニングを行っていると，頭で理解していたのに心で納得してなかった自分に気づくこともできる。トレーニングを進めていると，いつの間にか家族間で対話する機会が増え，家族間の相互理解が深まってきたのを感じることができるだろう。

　職場で行うコミュニケーショントレーニングは，相手の立場に立って物事を考える訓練がよい。発言者の目的や意図，そして発言する理由などを想像してみる。自分の想像が合っているか否かを確認するには，想像したことにかかわる課題や疑問を他の人に提示し，意見を求める形で対話する。また，電車の中の人間観察も想像力や共感力を高めるトレーニング方法である。道を歩きながら，自転車に乗っている人や車を運転している人の気持ちになってみるのも共感力の訓練になる。もしも自分が自転車に乗っていたら歩く人や車を運転する人に対してどのように思うだろうかと考えてみると，自己中心的な自分の気持ちに気づく。このように立場を変えて考えてみると，相手の感情が想像できるようになり，

相手の立場に立って考え，行動することの大切さを実感できる。

コミュニケーション能力は，すぐに向上するものではない。しかし，必要性を意識して日々努力することで養われる。時間はかかるが，より良い人間関係を築き，充実した人生を営むには近道はないと心得て日常生活のなかでトレーニングを進めていくことが大切である。

Ⅳ 人間関係を良好にするために

コミュニケーションの最大の目的は，すべての人々との良好な関係を築き，その良好な関係を継続することである。

この目的を達成するには，以下のような目標をもってコミュニケーションを図る必要がある。

①自分の気持ちを伝える。
②自分を理解してもらう。
③相手の気持ちを知る。
④相手を理解する。
⑤仲良くなる。
⑥希望・要望を聞いてもらう。
⑦能力を向上させる。
⑧成果・結果を出す。
⑨了解・許可をもらうなど。

ただし，立場や場面によりコミュニケーションの目的や目標，役割は変わる。良好な人間関係は，この立場・場面の違いを視野に入れた適切なコミュニケーションによって築かれる。実際のコミュニケーションでは，コミュニケーションの目的が複雑にからみ合うことを理解し，目的を意識してコミュニケーションを図ることが大切である。

職場では，①知人・友人とのコミュニケーション，②同僚とのコミュニケーション，③部下とのコミュニケーション，④上司とのコミュニケーション，⑤関係機関・部署・職種などとのコミュニケーションが行われる。職場で行うコミュニケーションで最も大切なことは，**報告**，**連絡**，**相談**，いわゆる「ほう・れん・そう」のあり方である。的確性・正確性・迅速性が「ほう・れん・そう」に求められることを自覚しよう。

さらに，自分の仕事にはどのような役割があるのか，そしてだれにどのようなことを期待されているのかなども自覚する必要がある。良い医

Ⅳ 人間関係を良好にするために

療機関（職場）であると患者やその家族，関連機関に評価されるには，一人ひとりの職員がコミュニケーション能力を高め，的確な情報処理ができなければならない。

　自分の顔は，個人だけのものではない。所属する機関（職場）の顔として見られることを自覚したうえで，患者・家族，そして職員全員と信頼関係を築く努力を行う。良好なコミュニケーションが人間関係を良好にすることを忘れないでほしい。

参考文献

1）船津衛：コミュニケーション入門，有斐閣アルマ，1996．
2）松井奈美（編）：最新介護福祉全書4：コミュニケーション技術，メヂカルフレンド社，2008．
3）中野民夫，堀　公俊：対話する力，日本経済新聞出版社，2009．
4）中原　淳，金井壽宏：リフレクティブ．マネージャー，光文社新書，2009．
5）樋口裕一，久垣啓一：対話力，中公新書ラクレ，2009．
6）平木典子：アサーショントレーニング第11版，日本・精神技術研究所，2000．

索引 Index

欧文

ABO型　112
ADHD　65
ADL　85
BMI　28
CCU　6
CT　4, 5
EBM　3
GCU　6
HCU　6
HELLP症候群　59
ICU　6
IQ　25, 65
JCS　19
KICU　6
MDRP　24
MFICU　6
MRA　4
MRI　4
MRSA　24
MSW　90
NCU　6
NICU　6
OT　91
PET　4, 9
PICU　6
POS　12
PSA　44
PT　92
PTSD　27, 70
RCU　6
RDS　51
Rh型　112
SCU　6
SICU　6
SOAP　10
ST　91
TORCH症候群　57
TTN　57
VRE　24
WHO　100
X線検査　4, 10

和文

あ

挨拶　135
あいづち　141, 186
相手の価値観　129
悪液質　15
悪性腫瘍　20
アサーション権　151
アサーティブ権　151
アサーティブ・コミュニケーション　151, 159
アスペルガー症候群　65
アセスメント力　135
アナフィラキシー　112
アプガースコア　52
ありのままの自分　148
アレルギー　112

い

異化　113
息切れ　39
医原病　96
医行為　4
医師　89
意識障害　15, 30
萎縮　64
異食症　15
異所性妊娠　52
依存症　97
一部負担金　74
溢乳　52
一般病床　9
遺伝子　112
遺尿症　39
いびき　30
いぼ　63
医療監査　93
医療監視　93
医療機関のコミュニケーション　190
医療計画　93
医療行為　4
医療事務　90
医療社会福祉士　90

医療職　89
医療処置　4
医療秘書　90
医療法　74, 94
医療保険制度　72, 74
医療保障　95
院外処方せん　84
印刷物　127
咽頭痛　30
院内感染　97
インフォームドコンセント　10, 97
陰部潰瘍　40

う

うなずき　141, 186
運動　112
運動障害　48

え

栄養士　90
会陰切開　52
疫学　97
エコー検査　7
円形脱毛症　30
遠視　31
炎症　15
エンパワメント　161

お

嘔気　31
黄疸　61
嘔吐　31
悪寒戦慄　15
悪阻　52
頤部　104

か

回外　108
介護　85
外呼吸　112
介護支援専門員　87
介護施設　86
介護福祉士　86

索 引

介護保険　86
介護保険制度　85
介護療養型医療施設　86
介護老人保健施設　86
外斜視　31
外傷　16
外旋　108
回旋異常　52
咳嗽　31
外転　108
回内　108
外反　109
回復期リハビリテーション病棟　94
解剖　110
潰瘍　64
解離性健忘　66
解離性昏迷　66
解離性障害　66
解離性てんかん　66
解離性遁走　66
会話　127, 143
下顎呼吸　16
化学療法　17
過期産　52
書く力　123
拡張期血圧　112
下肢　106
過食症　66
ガス交換　112
画像検査　4
家族　165, 178
家族歴　2, 4
過多月経　40
カタレプシー　66
価値観　129, 150
価値観の交流　153
価値観の理解　148
喀血　40
学校保健　97
割創　23
痂皮　64
カルテ　3
がん　20
寛解　16
考える力　122
感覚器系　111
眼窩部　104
眼球突出　31
環境保健　97
ガングリオン　61

間欠性跛行　48
眼瞼浮腫　31
看護師　90
看護体制　94
観察力　135
眼脂　31
患者　165
患者の家族　178
冠状面　107
眼振　31
乾性咳嗽　31
関節痛　16, 48
感染症　16
感染症の予防及び感染症の患者に対する医療に関する法律　97
感染症病床　9
感染症予防　97
がんの治療　16
肝不全　40
顔面神経麻痺　32
顔面蒼白　32
管理栄養士　90
管理料　80
緩和ケア　17
緩和ケア病棟　94

き

既往歴　2, 4
記憶障害　33, 48
期外収縮　17
企画力　143
器官　111
気管支喘息　42
気胸　40
聴く力　122, 135
起座位　17
起座呼吸　17
傷　23
吃音　32
吃逆　40
気づく力　135
気分障害　66
記銘　48
気持ちを察する力　141
脚ブロック　17
嗅覚障害　32
救急救命士　91
救急指定病院　8
救急病院　8

丘疹　64
急性疼痛　25
急性腹症　40
協会管掌健康保険　76
協会けんぽ　76, 81
共感　139
共感される力　140
共感する力　139
共感力　139
共済組合　76
胸式呼吸　18
強直間代発作　48
強直発作　48
胸痛　40
共通の目標　159
共同偏視　32
胸内苦悶　41
胸部　104
頬部　104
胸部圧迫感　41
胸部絞扼感　41
胸部不快感　40
業務日記　127
鏡面像　41
教養　135
巨大児　52
亀裂　64
筋・骨格系　112
近視　32

く

苦言　147
くしゃみ　32
クスマウル大呼吸　18
口調　128
組合管掌健康保険　76
苦悶状顔貌　32
繰り返し　186
グループホーム　86

け

ケアプラン　87
ケアマネジャー　87
敬語　145
軽躁状態　66
傾聴　131, 148, 185
傾聴力　135
軽費老人ホーム　87
頸部　104

索 引

頸部痛　32
頸部リンパ節　32
傾眠　33
痙攣　48
外科療法　16
下痢　40
下血　41
血圧　18, 112
血液　112
血液型　112
血液型不適合妊娠　53
結核病床　9
結核予防　98
血管腫　61
月経困難　41
欠神発作　49
結節　64
血痰　41
血尿　41
血便　41
結膜　33
結膜炎　33
解熱　18, 113
下痢　41
ケルニッヒ徴候　49
眩暈　33
幻覚　18, 66
現金給付　75
健康増進法　75
健康保険組合　76
言語コミュニケーション　127
言語障害　18, 33, 167
言語情報　128
言語聴覚士　91
言語療法士　91
言語力　135
謙譲語　145
検体検査　10
見当識障害　33
限度額適用認定証　75
見読性　3, 11
原発疹　64
現病歴　2, 4
現物給付　76
健忘　33
健忘性障害　66

こ

誤飲　33
構音障害　18
光覚　34
高額療養費　76
口渇　34
抗がん剤　17
後期高齢者医療広域連合　76
後期高齢者医療制度　76, 77
後弓反張　18
口腔乾燥症　34
高血圧　18
高次脳機能障害者　174
公衆衛生　96, 98
更生医療　94
厚生年金　95
咬創　23
公的医療機関　8
公的医療保険　77
高度医療　77
口内炎　34
高熱　27
高年初産　53
紅斑　61
広汎性発達障害　67
公費負担医療　77
口部　104
項部硬直　34
高齢者　165
高齢者の医療の確保に関する法律　77
口話　169
誤嚥　34
コーチング　160
呼吸　18, 112
呼吸器系　111
呼吸困難　42
呼吸促迫　18
呼吸停止　19
極低出生体重児　57
国民医療費　77
国民皆保険制度　79
国民健康保険　76, 79
国民健康保険組合　76, 79
国民健康保険団体連合会　79
国民年金　95
心構え　157
個人情報　98
個人情報の保護に関する法律　11
誇張表現　136
骨髄移植　17
骨髄抑制　19
骨折　19

コミュニケーション阻害要因　134
コミュニケーション能力　122
コミュニケーションバリア　134
コミュニケーションプロセス　133
根拠に基づく医療　3
混合診療　79
コンサルテーション　160
昏睡　34
昏迷　34
昏朦　34

さ

サービス付き高齢者向け住宅　87
細菌尿　42
最高血圧　112
最小血圧　112
再診　2, 5
最大血圧　112
臍帯ヘルニア　53
在宅介護　87
最低血圧　112
サイトカイン　19
臍ヘルニア　53
細胞　110
作業療法士　91
挫傷　23
嗄声　34
挫創　23
擦過傷　23
挫滅創　23
産業医　98
産業保健　99
3－3－9度方式　19
散瞳　34
産瘤　53

し

歯科医師　91
耳介部　104
歯科衛生士　91
歯科技工士　91
視覚障害　35
子癇　53
時間外受診　79
色素沈着　64

197

索　引

子宮外妊娠　52
子宮内胎児発育遅延　53
自己開示　135
自己覚知　129, 187
自己決定　160
自己実現　161
自己紹介　135
自己責任　151
自己呈示　136
自己負担限度額　80
自己分析　129
自己変容　184
自殺念慮　67
四肢　106
支持　186
四肢麻痺　49
矢状軸　107
矢状断　107
矢状面　107
視診　4
ジストニア　19
姿勢　128
視線　128, 141
自然体　141
自然流産　60
刺創　23
持続性疼痛　25
自尊感情　154
耳痛　35
膝蓋腱反射　49
失見当　33
失語症　18
失神　35
湿性咳嗽　31
実践記録　127
疾病　5
質問　136
自動車損害賠償責任保険　80
児童相談所　95
児童福祉法　95
指導料　80
視能訓練士　91
自賠責保険　80
紫斑　61
しぶり腹　47
自分探し　129
自閉　67
自閉症　20, 65
死亡　2
耳鳴　35
社会福祉　94

社会福祉サービス　95
社会福祉士　87
社会福祉法　95
社会保険診療報酬支払基金　81
視野狭窄　35
社交不安障害　67
しゃっくり　40
周産期　53
収縮期血圧　112
自由診療　79
銃創　23
集中治療室　5
宿主　99
縮瞳　35
宿便　42
受診　2, 5
主訴　2, 5
主体性の尊重　160
出生体重　54
出生率　99
腫瘍　20
腫瘍マーカー　20
腫瘤　64
手話　127, 169
循環器系　111
准看護師　91
常位胎盤早期剝離　54
消化　113
消化器系　111
小規模多機能型居宅介護　88
消極的な傾聴　186
上肢　106
少子高齢化　99
症状詳記　81
小児慢性特定疾患治療研究事業　81
情報のキャッチボール　133
静脈　111
触診　5
褥瘡　23, 61
食中毒　99
食中毒予防　99
職場づくり　158
褥婦　54
食欲亢進　20
食欲不振　21
除細動　21
助産師　92
助産所　5
初診　2, 5
書籍　127

処置　4
ショック　21
所得保障　95
処方せん　6
徐脈　21
自律神経系　49
自律神経失調症　67
視力異常　35
耳漏　35
心因性難聴　67
心因性反応　67
人格障害　70
呻吟　54
心筋梗塞　21, 42
神経学的診察　6
神経症　67
神経性食欲（思）不振症　68
人権　151
人工流産　60
審査・支払機関　73
診察　2
心身症　68
新生児　54
新生児一過性多呼吸　57
新生児黄疸　54
新生児仮死　54
新生児メレナ　54
真正性　3, 11
新生物　20
振戦　21
心臓停止　21
迅速　157
身体障害者　95, 171
身体障害者福祉法　95
身体所見　2, 9
身体診察　10
身体的支援　125
身体表現性障害　68
診断　7
心タンポナーデ　22
陣痛　59
心停止　21
心的外傷後ストレス障害　27, 70
心肺停止　21
心不全　21, 42
腎不全　22, 42
蕁麻疹　61
信頼度　124
診療　2
診療記録　11

198

索引

診療所　7
診療情報管理士　92
診療放射線技師　92
診療報酬　81
診療報酬制度　73
診療報酬点数表　73
診療報酬明細書　81
診療録　3, 11

す

垂直軸　107
水平軸　107
水平面　107
水疱　62, 64
髄膜刺激症状　49
睡眠時無呼吸症候群　68
睡眠障害　68
スーパービジョン　160
頭重　35
頭痛　35
ストレングス　161

せ

生活習慣病　99
生活保護　96
生活歴　2, 7
整合性　159
誠実　157
生殖器系　111
精神運動発達　55
精神運動発達遅延　22
精神科救急医療　99
精神科病院　8
精神障害者　177
精神症状　22
精神遅滞　68
精神的支援　125
精神病床　9
精神保健　99
精神保健及び精神障害者福祉に
　関する法律　100
精神保健指定医　100
正中矢状面　107
正中断　107
性同一性障害　68
生理　110
世界保健機関　100
咳　31
脊髄反射　49

積極的な傾聴　186
摂食障害　68
切創　23
舌苔　36
前額断　107
前額面　107
前期破水　55
潜血便　41
全国健康保険協会　81
染色体異常　55
先進医療　82
全身状態　22
前置胎盤　55
先天異常　55
先天性巨大結腸症　59
先天性心疾患　55
先天性風疹症候群　56
前頭部　103
喘鳴　36, 42
せん妄　36
前立腺特異抗原　44
前立腺肥大症　44

そ

臓器移植　22
臓器の移植に関する法律　96
双極性障害　69
双合診　8
総合病院　8
相互理解　144
操作的表現　136
早産　56
創傷　23
想像力　135
双胎妊娠　56
相談　192
瘙痒　62
ソープ　10
側臥位　23
続発疹　64
組織　110
蘇生　23
措置入院　100
その人らしさ　148
尊敬語　145
尊厳　150

た

タール便　41

体位　24
胎位　56
第一印象　123
体液　113
体温　24, 113
体格　24
体格指数　28
大学病院　8
体幹　102
帯下　42
胎向　56
対光反射　36
胎児機能不全　56
代謝　113
帯状疱疹　42, 62
胎勢　56
耐性菌　24
胎便吸引症候群　56
対話　127, 143
対話力　135, 142
多飲　36
ダウン症候群　57
多剤耐性緑膿菌　24
打診　7
多胎妊娠　56
立入検査　93
たちくらみ　36
脱臼　24
脱水　62
脱力感　49
脱力発作　49
縦軸　107
多尿　42
多弁　69
打撲　24
短期入所サービス　88
胆石症　43
たんぱく尿　43
談話　143

ち

チアノーゼ　62
地域医療支援病院　8
地域包括ケアシステム　88
地域包括支援センター　88
地域保険　76
チームアプローチ　180
チェーン・ストークス型呼吸
　24
知覚障害　49

199

索引

チック　24, 69
知的障害　68
知的障害者　174
知的発達障害　68
知能指数　25, 65
痴呆　69
治癒　2
中医協　82
注意欠陥多動性障害　65
中央社会保険医療協議会　82
中止　2
中枢神経　111
中枢神経系　50
中等度発熱　27
超音波検査　4, 7
聴覚障害　18
聴覚障害者　169
聴診　7
超低出生体重児　57
腸閉塞　43
直腸診　7
治療　2
沈黙　186

つ

追想　48
対麻痺　50
通所介護サービス　88
つわり　52

て

帝王切開　57
デイケアサービス　88
低血圧　25
低出生体重児　57
低身長　25
低体温　25
丁寧語　145
停留精巣　57
手紙　127
適応障害　69
出来高払い　82
出来高払い方式　81
転移　25
てんかん　69
てんかん発作　25
転帰　2, 7
電子カルテ　3, 12
点状出血　62

伝達力　135, 143
点頭てんかん　50
電話　127

と

同化　113
動悸　25, 43
頭血腫　57
統合　153
統合失調症　69
瞳孔不同　36
同情　140
疼痛　25
糖尿　43
頭部　102
動脈　111
トーチ症候群　57
トキソイド　29
特定機能病院　8
特定健診　82
特定疾患治療研究事業　82
特定承認保険医療機関　8
特定保健指導　82
特別養護老人ホーム　88
特養　88
読話　169
吐血　43
閉ざされた質問　187
吐乳　58
ドライマウス　34
トリソミー　57

な

内呼吸　113
内斜視　36
内診　8
内省　184
内旋　108
内的コミュニケーション
　　128, 159, 184
内転　108
内反　109
内分泌器系　111
内容の明確化　186
ナラティブ・アプローチ　160
ナルコレプシー　70
ナルコレプシー患者　49
難聴　37

に

日常生活動作　85
ニボー　41
乳汁分泌　43
尿　26
尿失禁　40, 43
尿毒症　43
尿閉　46
任意入院　100
妊娠　58
妊娠高血圧症候群　58
妊娠週数　58
妊娠中毒症　58
妊娠徴候　58
認知症　50, 174
認知障害　71
認知症疾患医療センター　8

ね

熱型　26
熱傷　23, 62
熱性痙攣　50
年金　94, 96
捻挫　26

の

ノイローゼ　67
脳死　26
脳神経系　111
膿尿　43
膿疱　62, 64
嚢胞　64
膿瘍　64
ノンバーバルコミュニケーション
　　128

は

パーソナリティ障害　70
バーバルコミュニケーション
　　127
肺気腫　44
敗血症　26
バイタルサイン　22, 26
排尿困難　44
排尿痛　44
背部痛　44
拍動性腫瘤　44

索引

跛行　50
発汗　113
発言力　135
発達障害　26, 70
発熱　27
話す力　123
鼻血　37
鼻づまり　37
鼻水　37
パニック障害　70
斑　64
バンコマイシン耐性腸球菌　24
瘢痕　64
半座位　27
板状硬　44
斑状出血　62
反跳痛　44, 46
パンデミック　100
半盲　37

ひ

皮下気腫　63
非言語コミュニケーション　128
非言語情報　128
肥厚性幽門狭窄症　58
鼻汁　37
鼻出血　37
ヒステリー性運動失調症　70
筆談　169
ヒト絨毛性ゴナドトロピン　59
泌尿器系　111
微熱　27
鼻部　104
皮膚潰瘍　63
被扶養者　83
飛蚊症　37
鼻閉　37
被保険者　73, 83
肥満　27
病院　8
病原体　100
被用者保険　76
標準体重　27
表情　37, 128
病床　8
病棟　9
平等　151
表皮剥離　64
病歴　9

鼻翼呼吸　27
日和見感染　27, 100
開かれた質問　187
糜爛　64
ヒルシュスプルング病　59
品胎　56
頻尿　44
頻脈　25, 28

ふ

ファーラー位　27
ファシリテーション　160
不安障害　28, 70
フィードバック　133
腹腔　105
複視　37
腹式呼吸　18
服装　128
腹痛　44
副乳　45
腹部　105
腹部腫瘤　45
腹部膨満　45
腹部膨隆　45
腹壁　105
腹膜刺激症状　45
浮腫　63
不随意運動　28
不整脈　17, 28
不定愁訴　28
舞踏病　28
不妊　59
不眠症　37
不明熱　27
プラスの感情　140
フラッシュバック　70
フリーエア　46
ブルジンスキー徴候　50
ブルンベルグ徴候　44, 46
プロブレムリスト　12
文章力　135
分娩　59

へ

ヘルニア嵌頓　46
変視症　38
便通　46
便通異常　46
便秘　46

返報性　136
片麻痺　50
変容　185

ほ

包括払い　83
包括払い方式　81
報告　192
報告書　127
放射線療法　16
胞状奇胎　59
帽状腱膜下血腫　60
膨疹　64
乏尿　46
訪問介護サービス　89
保険医　83
保険医療機関　83
保険医療機関及び保険医療養担当規則　84
保険外診療　79
保険外併用療養費　79
保険金受取人　83
保健師　92
保険者　73, 83
保健所　100
保険調剤　84
保険料　84
歩行障害　51
保持　48
母子健康手帳　101
母子保健　101
保存性　3, 14
発疹　63
ボディマスインデックス　28
母斑　63

ま

マイナスの感情　140
末梢神経　111
末梢神経系　51
満月様顔貌　38
慢性疼痛　25
満足度　124

み

ミオクローヌス　29
ミオクローヌス発作　51
未熟児　57

索引

身だしなみ 128
身振り 128
耳鳴り 35
脈拍 29, 113
見る力 122
民間医療保険 84

む
無為 71
むくみ 63
無月経 46
無呼吸発作 60
無尿 47
胸やけ 47
無欲状顔貌 38

め
眼 38
メール 127
メチシリン耐性黄色ブドウ球菌 24
めまい 33, 38
免疫 113

も
妄想 71
もの忘れ 48
モロー反射 60
問診 2, 9
問題点リスト 12

や
薬剤師 92
やけど 62

夜尿症 40
夜盲症 38

ゆ
疣贅 63
優先順位 157
有料老人ホーム 89

よ
要介護度 89
養護老人ホーム 89
羊水過少 60
羊水過多 60
腰痛 47
要約 186
要約筆記 127
抑うつ状態 29, 71
予後 9
横軸 107
予診 2, 9
予防接種 29, 101
読む力 122

ら
乱視 38

り
理解力 143
理学的所見 2, 9
理学的診察 10
理学療法士 92
裏急後重 47
離人症 71
リニアック 16

リフレクション 184
流産 60
良性腫瘍 20
療養担当規則 84
療養病床 9, 86
臨床検査 10
臨床検査技師 92
臨床工学技士 93
鱗屑 64
倫理審査委員会 101

る
るい痩 29

れ
冷汗 38
レイノー症状 63
裂創 23
レット症候群 71
レントゲン検査 10
連絡 192

ろ
老健 86
労災保険 85
老人福祉法 96
労働安全衛生法 101
労働基準法 101
労働者災害補償保険 85
肋間神経痛 47

わ
ワクチン 29

医療秘書講座③　医療にかかわる用語　コミュニケーション論

2014年3月25日　第1版第1刷発行
2025年3月5日　第1版第12刷発行

定価（本体3,800円＋税）

監　　修　　日本医師会

著者代表　　佐藤　弥Ⓒ　　　　　　　　　　　　　　　　　＜検印省略＞

発 行 者　　亀井　淳

発 行 所　　株式会社メヂカルフレンド社

https://www.medical-friend.jp
〒102-0073　東京都千代田区九段北3丁目2番4号　麹町郵便局私書箱48号　電話 (03) 3264-6611　振替00100-0-114708
Printed in Japan　落丁・乱丁本はお取り替えいたします　　印刷／大盛印刷(株)　製本／(有)井上製本所
ISBN978-4-8392-2169-0　C3347　　　　　　　　　　　　　　　　　　　　　　　　　　　005013-079

- 本書に掲載する著作物の著作権の一切〔複製権・上映権・翻訳権・譲渡権・公衆送信権（送信可能化権を含む）など〕は，すべて株式会社メヂカルフレンド社に帰属します。
- 本書および掲載する著作物の一部あるいは全部を無断で転載したり，インターネットなどへ掲載したりすることは，株式会社メヂカルフレンド社の上記著作権を侵害することになりますので，行わないようお願いいたします。
- また，本書を無断で複製する行為（コピー，スキャン，デジタルデータ化など）および公衆送信する行為（ホームページの掲載やSNSへの投稿など）も，著作権を侵害する行為となります。
- 学校教育上においても，著作権者である弊社の許可なく著作権法第35条（学校その他の教育機関における複製等）で必要と認められる範囲を超えた複製や公衆送信は，著作権法に違反することになりますので，行わないようお願いいたします。
- 複写される場合はそのつど事前に弊社（編集部直通 TEL03-3264-6615）の許諾を得てください。

医療秘書講座

監修　日本医師会

各巻構成

1. 健康とは，疾病とは
   患者論と医の倫理

2. からだの構造と機能
   臨床検査と薬の知識

3. 医療にかかわる用語
   コミュニケーション論

4. 医療秘書概論・実務
   医療情報処理学
   医療関係法規概論

メヂカルフレンド社

〒102-0073　東京都千代田区九段北3丁目2番4号
https://www.medical-friend.jp
電話（03）3264-6611